疼痛预防与康复丛书

总主编 王锡友 曹克刚

带状疱疹后遗神经痛

主 编 李建红

疼痛

中国健康传媒集团 · 北京
中国医药科技出版社

内 容 提 要

本书是"疼痛预防与康复丛书"之一。本书梳理了临床上大家普遍关注的带状疱疹后遗神经痛问题，用简洁、通俗的语言，以问答的形式，从带状疱疹的基础知识、带状疱疹后遗神经痛知多少、中医说带状疱疹后遗神经痛、带状疱疹后遗神经痛的预防、带状疱疹后遗神经痛的治疗和带状疱疹后遗神经痛功法练习等 6 个方面进行了系统总结和详细论述。本书旨在客观全面地介绍带状疱疹后遗神经疾病的相关知识，图文并茂，配有视频，适合基层医生、带状疱疹后遗神经痛患者及其家属阅读学习。

图书在版编目（CIP）数据

带状疱疹后遗神经痛 / 李建红主编 . -- 北京：中国医药科技出版社，2025. 7. --（疼痛预防与康复丛书）. -- ISBN 978-7-5214-5348-5

Ⅰ . R275.921

中国国家版本馆 CIP 数据核字第 2025JP7310 号

美术编辑　陈君杞
版式设计　也　在

出版　**中国健康传媒集团** | 中国医药科技出版社
地址　北京市海淀区文慧园北路甲 22 号
邮编　100082
电话　发行：010-62227427　邮购：010-62236938
网址　www.cmstp.com
规格　880 × 1230 mm $\frac{1}{32}$
印张　5 $\frac{3}{4}$
字数　133 千字
版次　2025 年 7 月第 1 版
印次　2025 年 7 月第 1 次印刷
印刷　天津市银博印刷集团有限公司
经销　全国各地新华书店
书号　ISBN 978-7-5214-5348-5
定价　**35.00 元**

获取新书信息、投稿、为图书纠错，请扫码联系我们。

总主编简介

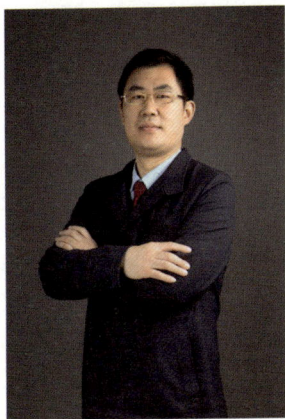

王锡友

北京中医药大学东直门医院推拿疼痛科主任，主任医师，硕士生导师，臧福科教授全国名老中医工作室继承人，北京中医药"薪火传承3+3工程"孙呈祥教授名医工作室继承人。现任中华中医药学会疼痛学分会副主任委员兼秘书长，中华中医药学会小儿推拿外治分会常务委员，中国民族医药学会推拿分会副主任委员，中国中医药信息学会治未病分会副主任委员，中国中药协会中医药适宜技术专业委员会常务委员，北京中医药学会疼痛专业委员会主任委员，北京市中西医结合学会官廷正骨学术研究专业委员会副主任委员，北京医师协会疼痛专科医师分会常务理事，北京中医药学会按摩专业委员会副主任委员。现任《中国医药导报》杂志编委，《北京中医药》杂志审稿专家，《中国民间疗法》杂志编委。

总主编简介

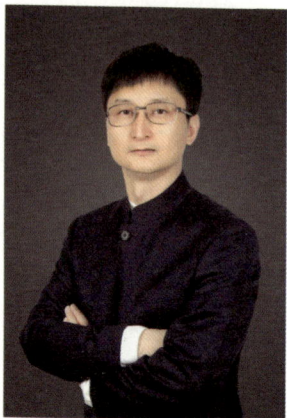

曹克刚

  北京中医药大学博士研究生导师，博士后合作导师，北京中医药大学东直门医院中医脑病主任医师。北京市科技新星，全国优秀中医临床人才，首都中青年名中医，国家中医药管理局"青年岐黄学者"，北京中医药新时代125工程领军人才。长期从事中医药防治中风、头痛等脑系疾病的临床与基础研究。现任中国农村卫生协会中医药专业委员会副主任委员兼秘书长，世界中医药学会联合会脑病专业委员会副秘书长，中华中医药学会脑病分会常委，中华中医药学会信息学分会副秘书长，承担国家科技重大专项、国家重点研发计划、国家自然科学基金和国家科技支撑计划等多项国家级课题。

主编简介

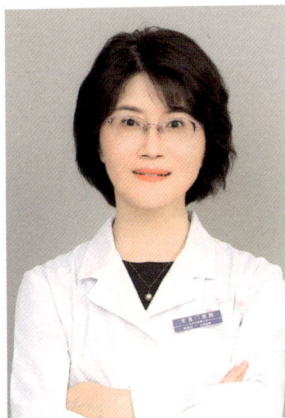

李建红

北京中医药大学东直门医院皮肤科二区科主任，主任医师，博士生导师。分别获北京协和医学院皮肤性病学医学博士、中国中医科学院中西医结合博士学位，长期从事皮肤性病的临床、教学和科研工作。现任中华志愿者协会中西医结合专业委员会皮肤科专业组组长，北京市中医药学会皮肤病专业委员会常委，北京市中西医结合学会变态反应专业委员会常委，世界中医药学会联合会中药上市后研究与评价专业委员会常务理事。主持和参加国家级、省部级、校级等多项课题，在国内外期刊发表论文70余篇。

丛书编委会

总主编　王锡友　曹克刚

编　委　（按姓氏笔画排序）

本书编委会

主　　编　李建红

副 主 编　韩　露　周　扬

编　　者（按姓氏笔画排序）

万　月（北京中医药大学）

方如男（北京中医药大学）

方泽君（湖南中医药大学）

李建红（北京中医药大学东直门医院）

杨泽雨（北京中医药大学）

陈文静（北京中医药大学）

陈晓萱（北京中医药大学）

周　扬（北京中医药大学）

赵丽丽（北京中医药大学东直门医院）

高常永（北京中医药大学）

韩　露（北京中医药大学）

管　宁（北京中医药大学）

插 画 师　陈晓萱　管　宁

序

　　疼痛，这个看似平常却影响深远的感受，正悄然侵蚀着千万人的生活质量。头痛欲裂、颈肩僵硬、腰背酸痛、神经刺痛……这些挥之不去的困扰，让简单的日常活动变得艰难，让原本的活力与笑容蒙上阴影。特别是在当下这个时代，生活节奏快、工作压力大，再加上我们国家人口老龄化趋势明显，疼痛问题越来越普遍，也越来越复杂。很多人对疼痛的认识存在误区：要么觉得"忍忍就过去了"，结果小痛拖成大病；要么过度恐慌，病急乱投医。这都反映出，我们太需要科学、系统、实用的疼痛知识普及了！

　　正因如此，当我看到这套凝聚了国内疼痛领域众多顶尖专家心血的《疼痛预防与康复丛书》时，感到由衷的欣慰和振奋。它的出版，恰逢其时，意义重大。

　　第一，这套丛书"接地气"，解决的是老百姓最常遇到的"痛点"。它没有好高骛远，而是精准聚焦在偏头痛、三叉神经痛、肩臂痛、腰背痛等最常见也最让人烦恼的疼痛问题上。这些都是我们临床工作中天天碰到，患者反复诉说的痛苦来源。丛书针对这些问题，把深奥的医学知识掰开了、揉碎了，用大家都能听懂的语言讲清楚：疼痛是怎么来的？有什么规律？日常生活中哪些习惯容易诱发？核心目标就是帮助大家"识痛""懂痛"，不再稀里糊涂地忍受。

第二，这套丛书真正抓住了疼痛防治的"牛鼻子"——"预防"与"康复"。丛书名《疼痛预防与康复丛书》就点明了精髓，不只是告诉大家病了怎么治，更强调"没痛时怎么防，有痛时怎么科学地康复"。书中提供了大量来自专家临床实践、切实可行的建议：从日常怎么坐、怎么站、怎么动，到如何识别疼痛风险、早期自己判断，再到疼痛发生后的家庭康复锻炼、减少复发的方法。这就像给大家配备了一套"健康工具箱"，让每个人都能在专业医疗之外，主动管理好自己的疼痛问题，从"被动挨打"变成"主动防御"。

第三，这套丛书架起了医患之间沟通的"桥梁"。疼痛的感受很主观，医生诊断治疗，非常依赖患者准确描述自己的情况。这套丛书普及了很多疼痛相关的医学术语和基本概念，帮助大家能更清晰、更准确地跟医生交流自己的不适。患者明白了，医生解释治疗方案也更容易，这样配合起来更顺畅，治疗效果自然更好。可以说，这套丛书是促进医患同心、共克疼痛的好帮手。

第四，这套丛书的编写团队阵容非常强大，由北京中医药大学东直门医院、中国医学科学院阜外医院等国内顶尖医疗机构的权威专家领衔。像王锡友教授、曹克刚教授等，都是各自领域的佼佼者，既有深厚的理论功底，又有极其丰富的临床经验。他们亲自执笔，确保了内容的科学性、权威性和实用性。书中的建议，不是纸上谈兵，而是经过千锤百炼的实战经验总结。

朋友们，健康是幸福生活的基础，而远离疼痛是健康的重要保障。普及疼痛防治知识，提升全民健康素养，是我们建设"健康中国"不可或缺的一环。这套《疼痛预防与康复丛书》，正是响应这一国家战略的具体行动。它不仅是饱受疼痛困扰者的"及时雨"，也是每个关爱自身和家人健康者的"枕边书"。愿这套丛书如同一盏明灯，照亮大家认识疼痛、管理疼痛的道路，帮助更多人摆脱疼痛的困扰，重拾无痛生活的自在与尊严，享受健康、充实、有品质的人生！

唐学章

中华中医药学会疼痛学分会主任委员

2025 年 5 月于北京

前　言

　　在现代社会的激流中，快节奏的生活、繁重的工作压力以及不可逆转的人口老龄化趋势，使得疼痛——这种无声而普遍的疾苦——正日益成为侵蚀大众健康、降低生活质量的显著威胁。偏头痛、三叉神经痛、肩臂痛、腰背痛……它们如同无形的枷锁，困扰着无数人的日常生活，消磨着生命的活力与尊严。疼痛远非简单的"不适感"，其背后隐藏着复杂的生理病理机制。然而，公众对疼痛的认知常陷入误区——或过度恐惧，或麻痹忽视。

　　为了系统性、科学性地普及疼痛预防与康复知识，回应社会日益增长的健康需求，助力公众掌握健康主动权，我们编写了这套《疼痛预防与康复丛书》。本丛书围绕当下最为常见、困扰人群最为广泛的疼痛问题，组织了具有较高学术素养和丰富临床诊疗经验的国内相关领域权威专家编写，从而确保了内容的科学性、实用性、前沿性与普及性的高度统一。

　　本丛书以问题为导向，覆盖核心痛症，突出"预防"与"康复"，重视"未痛先防"与"既痛能康"，运用深入浅出、通俗易懂的语言，系统阐释各类常见疼痛的病因、发病机制和发展规律，旨在为不同人群提供切实可行的预防策略和康复路径。从日常生活中的科学姿势、合理运动，到风险因素的识别与规避；从疼痛初起的自我评估、正确应对，到康复锻炼的实用技巧。本丛书力求引导公众走出认知误区，建立科学、理性的疼痛观，从疼痛的被动承受者转变为自身健康的积极管理者。

本丛书的出版得到了各分册主编的大力支持，凝聚了所有编委的心血与智慧。他们不仅是各自领域的学术翘楚和临床大家，更是怀揣医者仁心、积极投身健康科普事业的躬行者。我们谨向所有参与编写的专家致以最崇高的敬意与最诚挚的感谢，是他们的倾力奉献、严谨治学和对读者疾苦的深切共情，成就了这套丛书。

由于时间所限，丛书编写过程中难免有不足之处，期盼各位读者在阅读和使用过程中对丛书的不足提出宝贵意见，以便将来再版时不断完善。

编　者

2025 年 4 月

编写说明

　　带状疱疹是一种常见的病毒感染引起的急性疼痛性皮肤病，属于中医"缠腰龙""缠腰火丹""蛇串疮"等范畴。多发生在春秋季节。相较于年轻群体，本病在老年群体中的发病率显著增加，病情更为严重，且更易并发后遗神经痛，呈现显著的年龄相关性差异。西医学认为带状疱疹是由于感染水痘-带状疱疹病毒引起的。这种病毒初次感染时多表现为水痘，但不易完全清除，可以潜伏在神经节内，当人体免疫力下降时会被再次激活和大量复制，并能沿神经纤维转移到对应的皮肤引发本病。中医认为诱发带状疱疹的病因主要有感冒、劳累、情志不畅等。情志不顺畅导致肝气疏泄失调，肝气郁结，郁结日久而化火；饮食失节、过度劳累或者思虑损伤脾脏，脾运化能力下降，导致体内生湿，湿郁而化热，湿热内蕴于体内；或者外感邪毒，内外之邪相合，最终外发于肌肤，表现为带状疱疹。

　　在疱疹等皮肤损伤愈合后持续超过1个月仍有神经痛或复发性疼痛，称之为带状疱疹后遗神经痛。如果说急性期的疱疹是身体的"明枪"，那么带状疱疹后遗神经痛则是持久的"暗箭"，其疼痛性质多样，可为烧灼样、电击样、刀割样、针刺样或撕裂样痛，还可以表现为异常性疼痛和痛觉过敏。随着社会老龄化加剧、慢性病患病率上升以及现代生活的压力大，带状疱疹及带状疱疹后遗神经痛的临床发病率逐渐增高，而持续的慢性疼痛可能导致患者生活质量下降，影响工作、社交和日常生活，并造成社会经济负担。虽然目前诊疗技术逐渐成熟及多样化，药物治疗是其常规治疗手段之一，但是仍存在诸多不足。而早期充分的治疗对减轻带状疱疹及带状疱疹后遗神经痛的症状非常重要。

本书的编写初衷是为了搭建医学知识与公众健康之间的桥梁。在临床工作中，我们深切感受到带状疱疹患者及家属对疾病认知的迫切需求——从急性期皮损护理到后遗神经痛的长期困扰，从西医发病机制到中医辨证调护，这些临床实践中积累的共性问题，促使我们系统梳理相关知识。我们希望通过深入浅出的解析，以问答的方式结合图片及视频，重点阐述带状疱疹及带状疱疹后遗神经痛的基本概念、临床表现、病因病机、中西医治疗、饮食保健及预防锻炼等方面，较全面普及带状疱疹后遗神经痛的知识，以期推动广大患者及家属对本病的认识。

全书编写工作由临床一线医生共同完成：第一章"带状疱疹的基础知识"由管宁、万月编写；第二章"带状疱疹后遗神经痛知多少"由杨泽雨编写；第三章"中医说带状疱疹后遗神经痛"由方如男、方泽君编写；第四章"带状疱疹后遗神经痛的预防"及第五章"带状疱疹后遗神经痛的治疗"由陈文静编写，其中治疗方案部分与陈晓萱、高常永共同完善；第六章"带状疱疹后遗神经痛功法练习"由高常永、周扬、杨泽雨设计演示内容。

由于时间所限，书中难免存在不足之处，恳请读者批评指正。

编　者

2025 年 3 月

目录

第一章
带状疱疹的基础知识

第二章

带状疱疹后遗神经痛知多少

第三章

中医说带状疱疹后遗神经痛

第四章

带状疱疹后遗神经痛的预防

第五章

带状疱疹后遗神经痛的治疗

第六章

带状疱疹后遗神经痛功法练习

第一章
带状疱疹的基础知识

什么是带状疱疹？

带状疱疹发病的原因是什么？

带状疱疹发病过程是怎样的？

带状疱疹与水痘有什么区别？

没得过水痘的人会得带状疱疹吗？

……

?001

什么是带状疱疹？

视频 1

带状疱疹，民间也俗称缠腰龙、缠腰火丹、火带疮、蛇串疮，是一种常见的病毒感染性皮肤病。多发生在春秋季节，青壮年的病程一般为 2~3 周，老年人为 3~4 周。相较年轻人，老年人更容易发生后遗神经痛。

1 皮疹

发生在偏身一侧区域，红斑基础上的簇集成群的丘疱疹、水疱是带状疱疹典型的皮疹表现。一般在发病后 2~5 天内不断有新的皮疹陆续出现。疱液初起时透明澄清，数天后疱液转为浑浊，或有部分破溃，最后结痂，可遗留有暂时性淡红色斑或色素沉着。见图 1–1、图 1–2。

带状疱疹的皮疹一般不超过身体中线，多沿某一周围神经分布，常见部位是腰肋、胸背及头面部，也可见于四肢、眼、耳等部位。这是因为病毒侵犯神经部位不同，所以皮疹出现的部位也会不同。有一些特殊部位也可发生带状疱疹，例如，扁桃体、舌前部等。

2 疼痛

疼痛是带状疱疹最大的特点。疼痛可先于皮疹发生，或者疼痛和皮疹同时出现。疼痛主要是沿神经走行分布，可以在皮疹存在部位发生，没有皮疹的部位也有疼痛症状。疼痛可以为烧灼样、针刺样、闪电样或者钝痛，可伴有皮肤感觉过敏。疼痛程度存在个体差异。通常青壮年没有疼痛或者疼痛很轻，年老体弱者往往疼痛剧烈。一部分患者在皮疹完全消失后，会遗留神经痛，这种疼痛可持续数月或更长时间。

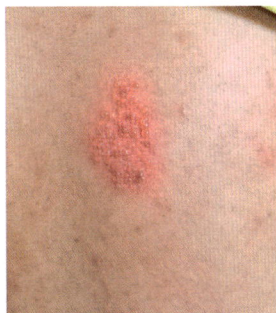

图 1-1　带状疱疹皮损　　　　图 1-2　带状疱疹后遗皮损

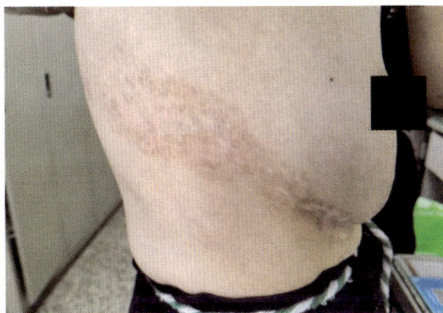

❓002

带状疱疹发病的原因是什么？

西医学认为带状疱疹是由于感染水痘–带状疱疹病毒（VZV）引起的，VZV 是一种 DNA 病毒，人是目前已知的这种病毒的唯一宿主。VZV 在体外存活力弱，不能耐受酸碱性和热环境，当在室温下 60 分钟、pH < 6.2 或 pH > 7.8 时即可将该病毒灭活。

中医认为诱发带状疱疹的病因主要有感冒、劳累、情志不畅等。情志不顺畅导致肝气疏泄失调，肝气郁结，郁结日久而化火；饮食失节、过度劳累或者思虑损伤脾脏，脾运化能力下降，导致体内生湿，湿郁而化热，湿热内蕴于体内；或者外感邪毒，内外之邪相合，最终外发于肌肤，表现为带状疱疹。

？ 003

带状疱疹发病过程是怎样的？

带状疱疹的发生一般具有"预备""潜伏"和"触发"，这3个过程。

"预备"是指VZV病毒感染机体的过程。VZV的唯一宿主是人，其主要通过空气飞沫传播，直接接触疱液或污染的用具亦可传染。初次感染VZV时，可出现发热、疲倦等前驱呼吸道症状以及向心性分布的红斑、水疱，这也就是我们常见的水痘。当然感染病毒后也有部分人不得水痘，病毒也会在体内潜伏下来。

VZV病毒会长期潜伏在脊髓后根神经节或脑神经的感觉神经节内，等待合适诱因卷土重来，这就是带状疱疹的"潜伏"过程。当身体受到某种刺激的"触发"时，如发热、感冒、疲劳、暴饮暴食等，它就会被重新"唤醒"，病毒生长繁殖，"入侵"神经节，使其发炎、坏死，产生神经痛。病毒会沿着周围神经纤维移动到皮肤，在对应皮肤上产生疼痛性红斑和疱疹。

带状疱疹的发病过程

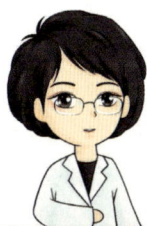

带状疱疹的发生一般具有"预备""潜伏"和"触发"三个过程。

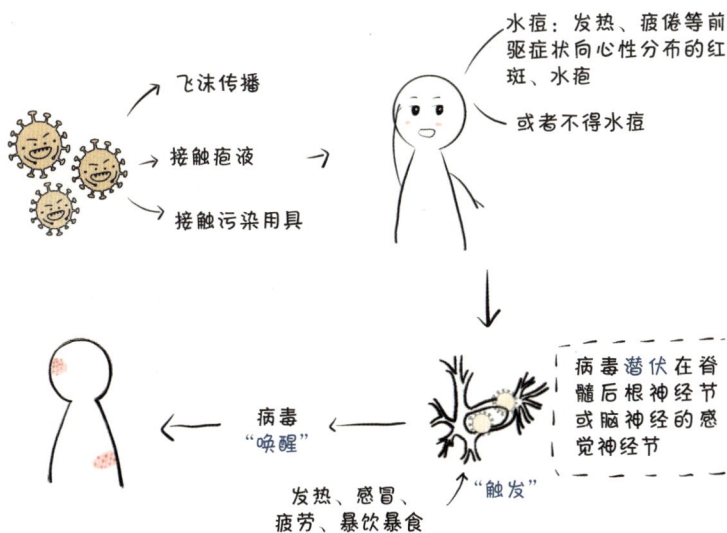

皮肤科门诊

飞沫传播
接触疱液
接触污染用具

水痘：发热、疲倦等前驱症状向心性分布的红斑、水疱

或者不得水痘

病毒潜伏在脊髓后根神经节或脑神经的感觉神经节

"触发"

病毒"唤醒"

发热、感冒、疲劳、暴饮暴食

❓ 004

带状疱疹与水痘有什么区别?

带状疱疹和水痘属于同一种病毒感染的不同时期。水痘 –带状疱疹病毒初次感染时通过口腔、上呼吸道、结膜进入人体,病毒随血流播散至皮肤,表现为水痘或没有临床症状。在这之后病毒潜伏在脑神经节、脊髓后根神经节,待机体抵抗力降低时重新激活并大量复制,发为带状疱疹。所以水痘是病毒初次感染的表现,而带状疱疹是病毒重新激活的结果。

水痘表现为全身发作的红色丘疹水疱,伴发热、全身不适以及食欲不振;带状疱疹发作的皮疹主要沿神经分布,以腰腹部多发,发病时呈带状分布的红斑水疱,簇状分布,一般不超过身体中线,同时伴剧烈神经痛,但泛发型带状疱疹因为病毒随血液播散的作用,除了有节段性簇集分布的水疱外,还可在身体其他部位出现大于 20 个的水痘样皮疹。

水痘治愈后一般不留痕迹且不影响正常生活,而带状疱疹愈合后可能存在后遗症,如带状疱疹后遗神经痛,影响正常生活。

「带状疱疹和水痘有什么区别」

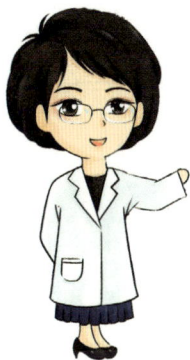

水痘表现为全身发作的红色丘疹水疱，伴发热、全身不适以及食欲不振；治愈后一般不留痕迹且不影响正常生活。

水痘

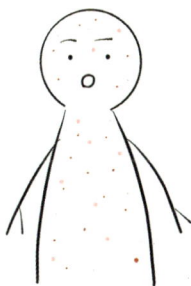

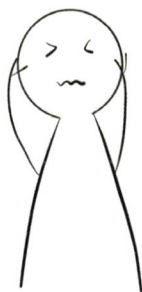

治愈后 →

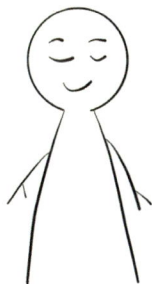

1. 全身发作的皮疹　　2. 全身不适

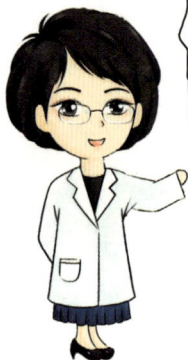

带状疱疹的皮疹主要沿神经分布，以腰腹部多发，发病时呈带状分布的红斑水疱，簇状分布，一般不超过身体中线，同时伴剧烈神经痛。
疱疹愈合后可能存在后遗神经痛。

带状疱疹

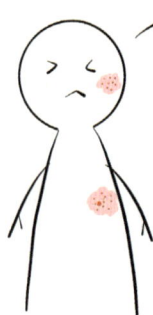

好痛！

皮疹＋疼痛

治疗后 →

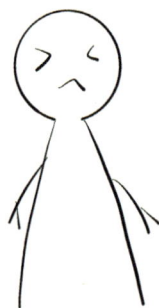

还是好痛！

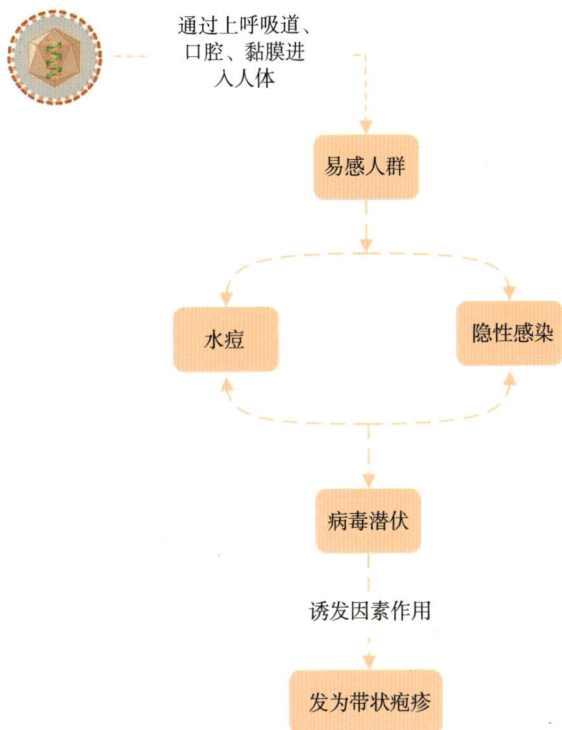

通过上呼吸道、口腔、黏膜进入人体

易感人群

水痘

隐性感染

病毒潜伏

诱发因素作用

发为带状疱疹

❓005

没得过水痘的人会得带状疱疹吗？

视频2

　　没有得过水痘的人不代表没有感染过 VZV，也就无法保证不会得带状疱疹。在水痘－带状疱疹病毒感染人体之后，有一部分感染者会出现水痘皮疹，而部分感染者不会出现水痘或者因症状很轻微而被忽视，这就是隐性感染，病毒将会持久地潜伏于脊神经或脑神经的某个部位并长期存活，在各种诱发刺激的作用下再次被激活并生长繁殖，侵犯神经而发为带状疱疹。所以，我们不能判断自己是否感染过水痘 – 带状疱疹病毒，也不能因为没有得过水痘就认为自己不会得带状疱疹，日常生活中仍然应注意生活作息规律，增强体质，提高免疫力，避免感染因素，同时避免过度劳累、生病等刺激诱发带状疱疹。

? 006

带状疱疹常见吗？什么人容易得带状疱疹？

人类普遍容易感染 VZV。流行病学研究显示每年每一千人中有 3~5 人患带状疱疹。带状疱疹的发生受以下因素的影响。

❶ 年龄：年龄是影响带状疱疹发生的一个危险因素，随着年龄的增高，发生带状疱疹的概率也就越大。50 岁以上的人群成为带状疱疹最易攻击的人群，发病高峰年龄为 60~80 岁。而且年龄越大，越容易发生带状疱疹后遗神经痛。

❷ 性别差异：女性带状疱疹患者多于男性，医学研究认为这种差异与男女免疫功能和激素水平不同相关。

❸ 生活习惯：吸烟、精神压力较大、过度劳累的人群也

容易患带状疱疹。

❹ 疾病因素：物理创伤如严重外伤、长期使用免疫抑制剂、免疫缺陷、病后虚弱、恶性肿瘤患者等人群的带状疱疹发病率也比较高。

总之，因各种原因所致的免疫力低下者是带状疱疹的高发人群。因此，保持身心健康和良好的生活习惯可以有效地预防带状疱疹。

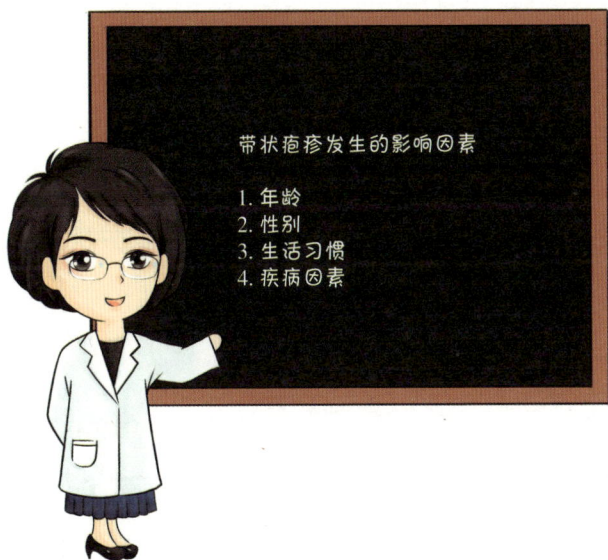

带状疱疹发生的影响因素

1. 年龄
2. 性别
3. 生活习惯
4. 疾病因素

007

怎样预防带状疱疹的发生？

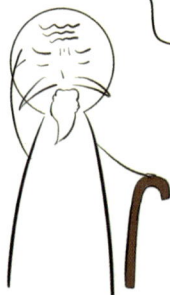

❶ 避免与水痘患者的接触以及与带状疱疹患者的密切接触。

❷ 保证睡眠，避免过度劳累，适当锻炼身体，预防疾病的发生。

❸ 健康饮食，营养均衡，保证饮食多样性。

❹ 保持乐观心态，适当减压，调节情绪，避免精神刺激。

❺ 50 岁及以上免疫功能正常的人群可通过接种带状疱疹疫苗来预防。

怎样预防带状疱疹的发生？

大夫，怎么能预防带状疱疹呢？

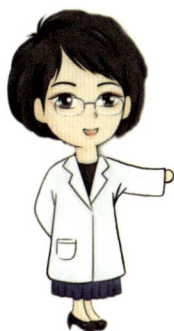

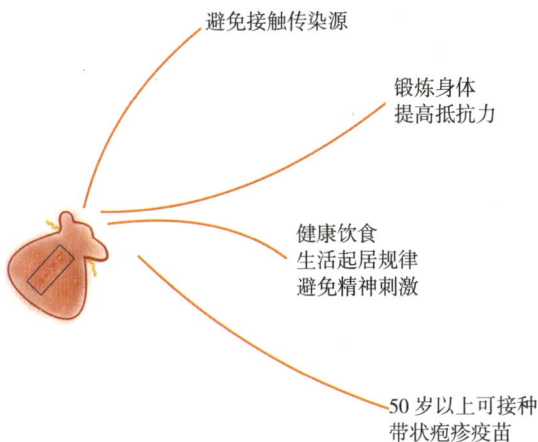

避免接触传染源

锻炼身体
提高抵抗力

健康饮食
生活起居规律
避免精神刺激

50岁以上可接种
带状疱疹疫苗

? 008

带状疱疹会传染吗？

视频3

视频4

　　会。带状疱疹具有一定的传染性，但传染性弱于水痘。水痘–带状疱疹病毒的传播途径主要包括呼吸道传播（如患者咳嗽、打喷嚏时产生的病毒飞沫）以及直接接触疱疹、疱液或被污染的衣物、用具等。需要注意的是，带状疱疹患者从出疹前48小时至疱疹完全结痂期间均可能传染他人，但通常需与患者密切接触才会被感染。从未患过水痘、未接种过水痘疫苗的人群以及免疫力低下者（如孕妇、婴幼儿、慢性病患者）是易感群体，这类人群接触患者后可能感染病毒并引发水痘，而非直接患上带状疱疹。因为带状疱疹的发病机制是人体内潜伏的水痘－带状疱疹病毒被激活所致，并非通过外部感染直接引发。此外，虽然水痘主要通过呼吸道飞沫传播（水痘患者是主要传染源），但带状疱疹患者也可能通过疱液接触成为水痘的次要传染源。因此，建议患者避免接触易感人群，保持居室通风并对污染物品消毒；健康人群若无水痘感染史或疫苗接种史，建议接种疫苗，接触患者后注意清洁防护，免疫力低下者需格外警惕。

大夫，带状疱疹会传染吗？周末我要去探望小侄子，有点担心。

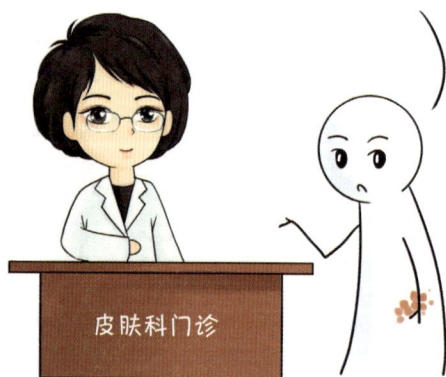

皮肤科门诊

带状疱疹不会传染，但你携带的
病毒有可能让小朋友得水痘。

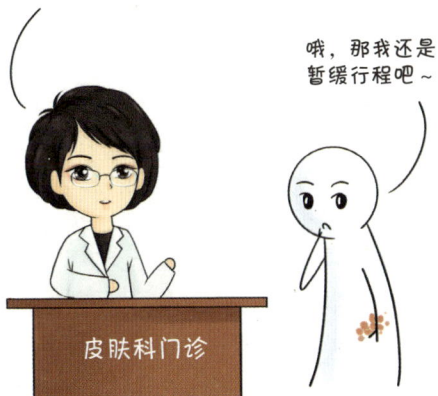

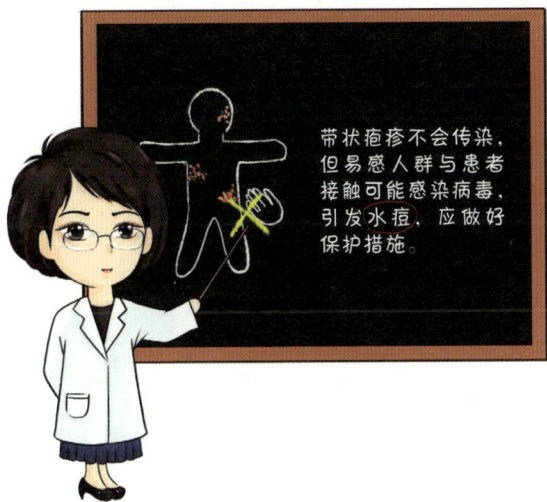

哦，那我还是
暂缓行程吧~

皮肤科门诊

带状疱疹不会传染，
但易感人群与患者
接触可能感染病毒，
引发水痘，应做好
保护措施。

?009

视频 5

有人说，我接触带状疱疹患者后得了带状疱疹，是被传染了吗？

带状疱疹的发生是因为潜伏在神经元中的病毒，在各种诱发刺激（如劳累、感冒等）的作用下再次被激活，生长繁殖，产生神经痛和疱疹。所以带状疱疹发生的关键是潜伏在神经元中的病毒被激活，故接触带状疱疹患者不会直接被传染而患带状疱疹，但是水痘易感人群可能会因为接触带状疱疹患者而被传染患上水痘。

准确来说，并不是因为接触带状疱疹患者被传染的。发生这种情况的原因可能是，该患者曾经得过水痘，或是曾经发生过隐匿感染，初次感染时，病毒进入皮肤的感觉神经末梢，沿着脊髓后根或三叉神经节的神经纤维向中心移动，持久地潜伏于脊髓后根神经节的神经元中。在某些诱发刺激下，潜伏的病毒被激活，发生带状疱疹。

❓010

除了发皮疹，带状疱疹会有全身症状吗？

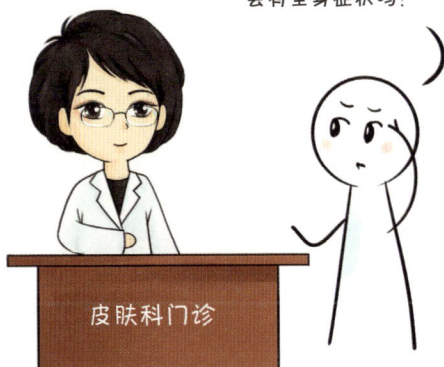

视频 6

部分患者会有轻度发热、疲倦无力、全身不适以及患部皮肤灼热感等症状，但相当一部分患者没有任何全身症状即发疱疹。

┏ 带状疱疹的全身症状 ┛

除了发皮疹，带状疱疹会有全身症状吗？

皮肤科门诊

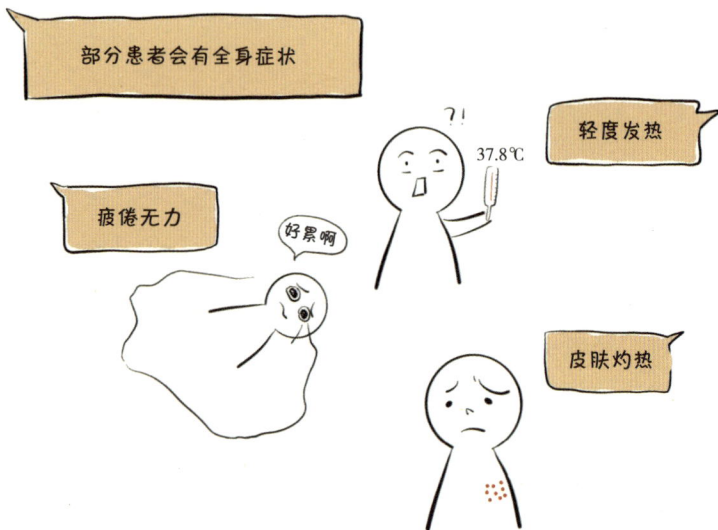

部分患者会有全身症状

轻度发热

疲倦无力

好累啊

37.8℃

皮肤灼热

? 011

为什么带状疱疹会这么疼?

这是由于水痘-带状疱疹病毒在神经细胞内生长繁殖,造成神经细胞发炎、出血和坏死而产生的特有疼痛。这种疼痛非常剧烈、难以忍受,疼痛表现包括但不限于烧灼样、针刺样、闪电痛、刀割痛、撕裂痛、摩擦痛、虫咬痛、紧痛。

「为什么带状疱疹会这么疼？」

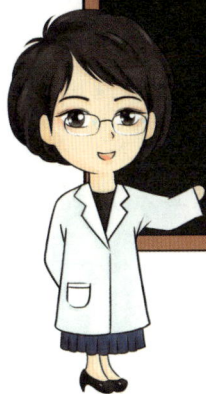

病毒在神经细胞内生长繁殖→神经细胞发炎、出血和坏死→产生特有疼痛

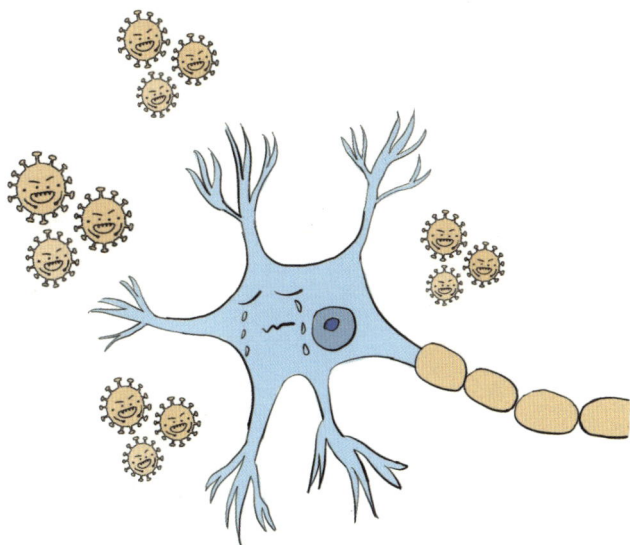

012

除了皮疹和疼痛，带状疱疹还有什么症状？

有的患者会出现较为少见的严重症状。水痘－带状疱疹病毒（VZV）侵犯后根神经节的部位、程度以及炎症变化范围的不同，还会出现一些伴随症状。例如，眼部带状疱疹，会伴有溃疡性角膜炎出现，表现为羞明、流泪、眼痛、视力下降，严重者可致失明；耳部带状疱疹可伴有面瘫，不同程度的耳鸣、耳聋，味觉消失、眩晕、流泪、恶心、呕吐等。VZV 也可累及运动神经，而引起支配区域的运动性麻痹，例如，肢体抬举无力，排便、排尿困难。病毒累及内脏神经时，也可能出现腹痛、腹泻、尿频、尿急、尿痛等症状。其他并发症还包括继发细菌感染、脑膜脑炎等。

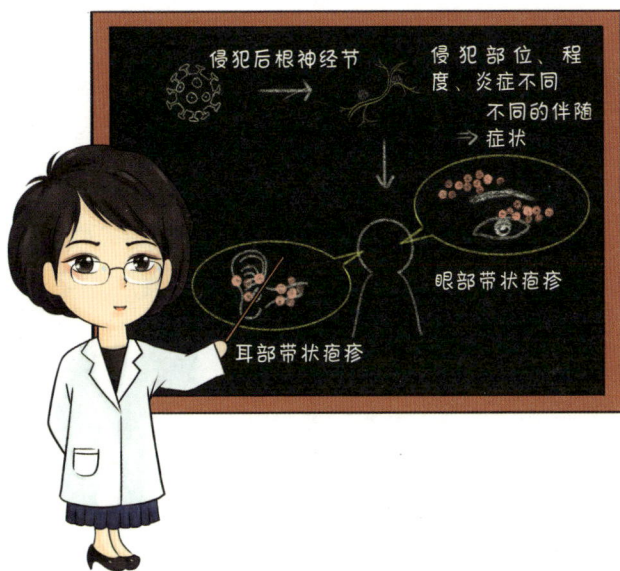

❓ 013

带状疱疹会长在哪里？

人体的任何部位都可能出现带状疱疹，好发部位为脊神经及三叉神经支配的皮肤区域，以胸背部最为好发，其次为腰腹部、头面颈部、四肢，通常发生在身体一侧，多不会超过身体正中线。但也有特殊情况，如泛发型带状疱疹，也称播散型带状疱疹，是由于病毒随着血液播散所致，这一型带状疱疹除成簇水疱外，全身还会泛发绿豆大小水疱，类似水痘。

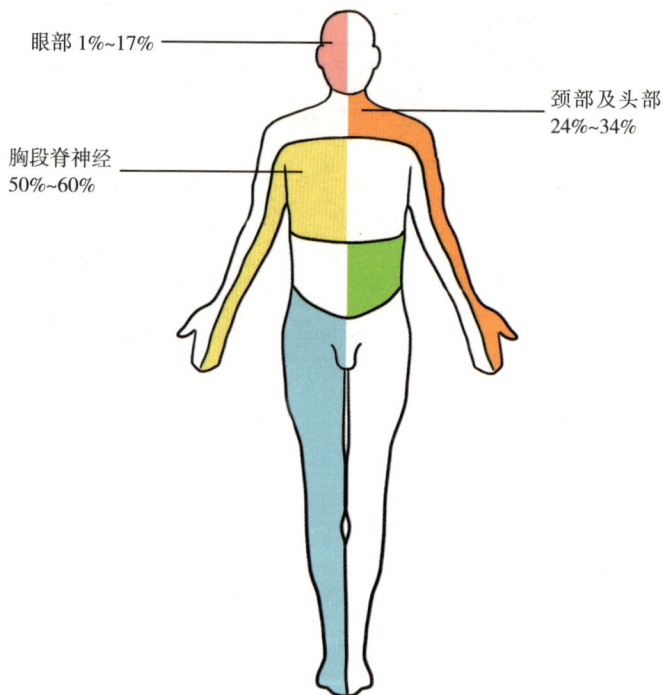

眼部 1%~17%

颈部及头部
24%~34%

胸段脊神经
50%~60%

❓014

头面部带状疱疹对人体有什么影响？

人体头面部神经丰富，也可受病毒侵犯，老年人或有其他基础病者应当注意，因为他们更容易发生头面部带状疱疹，且头面部带状疱疹往往较其他部位的带状疱疹疼痛更重，并发症更多。

　　当带状疱疹病毒侵犯耳部（面神经和听神经）时，表现为耳郭及外耳道疱疹，可伴耳塞、耳鸣、耳痛及听力下降。当影响面神经的运动与感觉纤维时，常引起耳痛、周围性面瘫及外耳道疱疹三联征，称为 Ramsay-hunt 综合征。

　　当病毒侵犯眼部（三叉神经眼支）时，患侧头皮、前额、眼睑可出现簇集性水疱伴充血、肿胀和剧烈疼痛。若累及角膜，水疱破溃后形成溃疡性角膜炎，可因瘢痕形成导致失明。严重者可引起全眼球炎、脑炎，甚至死亡。

　　头面部带状疱疹会有什么其他影响？

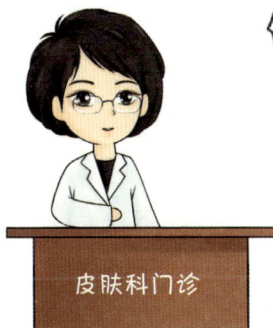

病毒侵犯耳部，可出现皮疹，伴有耳塞、耳鸣、耳痛及听力下降。还可出现 Ramsay-hunt 综合征：耳痛、周围性面瘫及外耳道疱疹。

皮肤科门诊

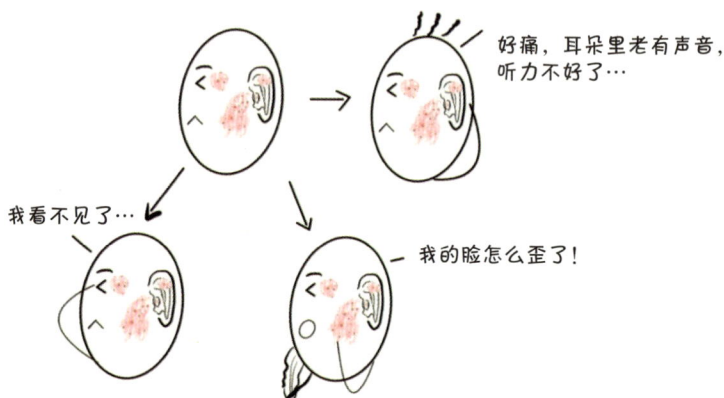

好痛，耳朵里老有声音，听力不好了…

我看不见了…

我的脸怎么歪了！

?015

如何判断自己得了带状疱疹？

视频7

　　带状疱疹作为一种常见的皮肤病，有其发病特点，在生活中稍加注意，就可以帮助判断自己是否有可能患病，这对我们及时就医治疗是十分重要的。可以从以下几个方面去自我观察。

　　❶ 身体的一侧出现带状分布的红斑，红斑上有散在或成簇的水疱，伴有疼痛，或者先有身体一侧的疼痛后出现水疱。

　　❷ 当出现上述的单侧红斑、水疱及疼痛时，回想一下出现这些症状前有没有发热、乏力、食欲不振等症状，以及是否有过度劳累、感冒、病后虚弱等诱因。

❸ 有一种特殊类型的带状疱疹可以仅有疼痛而不伴有皮疹，这时鉴别起来会更困难。可以仅表现为胸痛、腹痛、耳痛等身体不同部位的疼痛，易被误诊为心肺疾病、肋软骨炎、肋间神经痛、坐骨神经痛、阑尾炎等疾病。若有相关病史，一定要及时到相关科室就诊，同时注意观察皮肤情况。如排除了其他疾病引起的疼痛，此时要高度怀疑自己是否患带状疱疹，及时前往皮肤科门诊请医生诊治。

如何判断自己得了带状疱疹

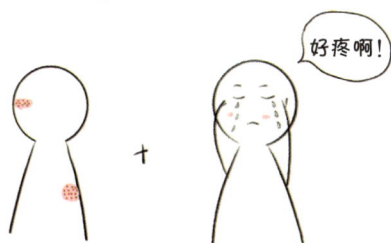

好疼啊！

1.首先，身体一侧出现带状分布红斑、水疱，伴有疼痛。

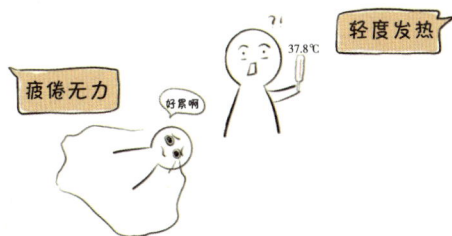

疲倦无力

好累啊

37.8℃

轻度发热

2.回想之前有无发热、乏力、食欲不振等症状，以及是否有过度劳累、感冒、病后虚弱等诱因。

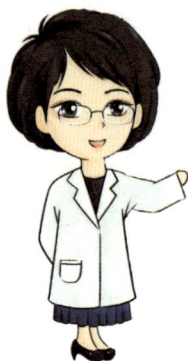

3. 但有一部分患者仅仅出现疼痛，而不伴有皮疹，需要与心肺疾病、肋软骨炎、肋间神经痛、坐骨神经痛、阑尾炎等疾病鉴别。

? 016

为什么我没有皮疹却被诊断为带状疱疹？

视频 8

　　这种情况与带状疱疹患者的免疫功能水平相关，免疫功能较强或免疫功能极低都可导致。当免疫功能较强时，我们的免疫细胞可以及时产生大量血清抗体，抑制病毒的进一步增殖，使其对皮肤不产生影响或仅能产生微弱的影响，只出现微小的丘疹样疱疹甚至完全不出现疱疹；当免疫功能极低时，我们的免疫细胞不能产生足够抗体去对抗病毒，不能完成正常的免疫过程，使得临床表现不典型。其中，只有神经痛而无皮疹出现者，称为无疹型带状疱疹；有神经痛及斑丘疹而不发生水疱者，称为顿挫型带状疱疹，这种情况也应当积极配合医生进行抗病毒、营养神经等治疗，避免带状疱疹后遗神经痛等后遗症的发生。

❓017

得了带状疱疹要做什么检查吗？

视频 9

发生带状疱疹就医时，普通患者一般只需要查血常规，医生主要通过病史、皮疹情况和症状就可诊断带状疱疹。对于一些疼痛格外剧烈、疱疹面积较大甚至泛发性带状疱疹患者，在病史不明确的情况下，会通过尿常规、便常规、感染八项、血生化、甲状腺功能五项及肿瘤标志物等检查明确身体情况，帮助医生判断病情并给予针对性治疗。

❓018

对于带状疱疹，中西医的治疗原则分别是怎样的？

带状疱疹的西医治疗以抗病毒、营养神经、止痛和防止后遗神经痛为原则。中医治疗以清热利湿、行气止痛为原则。所有药物必须在医生指导下进行使用。

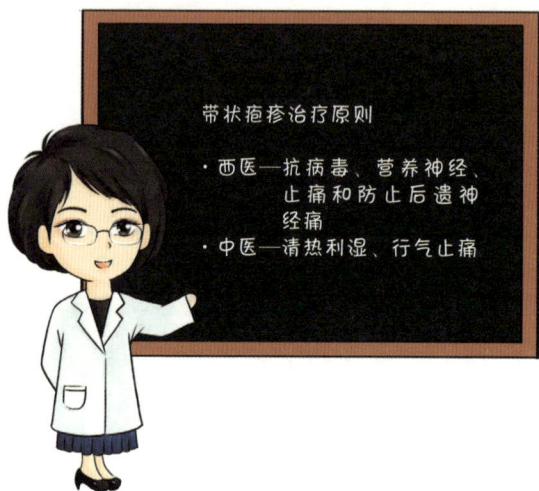

带状疱疹治疗原则

· 西医—抗病毒、营养神经、
  止痛和防止后遗神
  经痛
· 中医—清热利湿、行气止痛

❓ 019

治疗带状疱疹可口服哪些西药？

视频 10

1 抗病毒治疗

抗病毒治疗，治疗时间越早，效果越好，尽量在发疹后24~72 小时内开始用，有效的抗病毒治疗可缩短带状疱疹相关性疼痛的时间。目前推荐使用的系统抗病毒药物包括阿昔洛韦、伐昔洛韦、泛昔洛韦、溴夫定和膦甲酸钠（须在专业医生指导下使用）。

2 营养神经

营养神经的药物主要有维生素 B_1、维生素 B_{12}、甲钴胺等。这些药物能有效改善神经元的功能，加快受损的周围神经快速修复。

3 止痛

对于轻中度疼痛，可以选择的药物为对乙酰氨基酚、非甾体类抗炎药或曲马多；中重度疼痛使用阿片类药物，或治疗神经病理性疼痛的药物。

4 其他

眼部带状疱疹容易累及角膜，引起较严重后果，因此有眼部症状的患者应及时到眼科就诊。

治疗带状疱疹可口服哪些西药？

得了带状疱疹，我可以口服哪些西药？

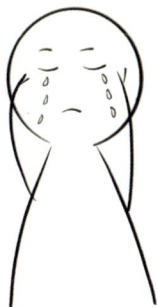

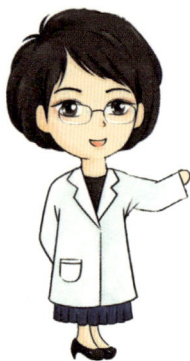

主要可以选择以下种类西药
A. 抗病毒
B. 营养神经
C. 止痛

❓020

带状疱疹的治疗有什么物理方法吗？

　　紫外线、频谱治疗仪、红外线等局部照射，对于促进水疱干涸结痂，缓解疼痛具有一定的疗效，可以配合使用。见图1-3。

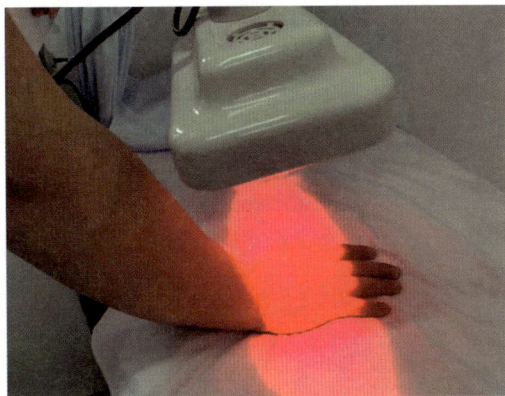

图 1-3　红光治疗手部带状疱疹

?021

局部外用药物治疗对带状疱疹有用吗？

视频 11

　　带状疱疹的外用药物治疗主要以消炎、干燥、收敛、防止继发感染为原则。水疱未破时，可以外用炉甘石、阿昔洛韦乳膏或喷昔洛韦乳膏；疱疹破溃后，则需要用具有药物溶液湿敷的方法，西药可以用 3% 硼酸溶液，也可以用具有清热解毒作用的中药煎汤，晾凉后冷湿敷。若局部发生了脓疱或者有黄色的脓液渗出，说明疱疹继发了感染，可用抗生素软膏，比如莫匹罗星或夫西地酸软膏外搽。

　　湿敷方法：将消毒毛巾或多层纱布置于药液中浸透，稍拧至不滴水为度，敷于患处，每隔 15~20 分钟重复操作 1 次，每次持续 1~2 小时，每日湿敷次数依据病情而定。见图 1-4 至图 1-6。

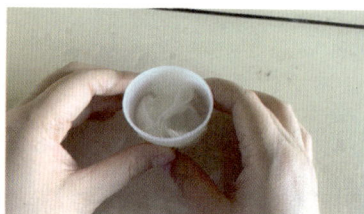

图1-4　将消毒毛巾或多层纱布置于药液中浸透

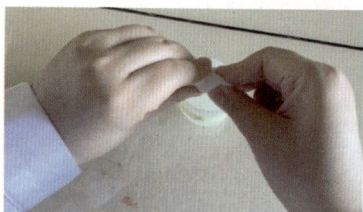

图1-5　稍拧至不滴水为度

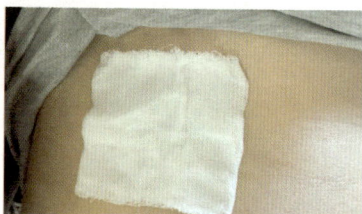

图1-6　敷于患处

？022

中医怎样治疗带状疱疹？

中医认为带状疱疹多由情志内伤，肝气郁结，久而化火；或形劳伤脾，蕴湿化热，湿热内蕴；又或者外感邪毒，内外之邪相合，外发肌肤所致。邪阻经络，局部气血瘀滞，不通则痛，就会出现疼痛。中老年体弱者气虚，血行不畅，经络阻滞，以致疼痛剧烈，持续不能缓解。初起以湿热火毒为主，后期是正虚血瘀兼夹湿邪为患。在治疗方面，以清热利湿、行气止痛为主要治法。患病初期以清热利湿为主；后期以活血通络止痛为主；体虚者以扶正祛邪与通络止痛并用。根据患者不同的证型选择口服汤药、针刺等治疗，以缓解疼痛及缩短病程。

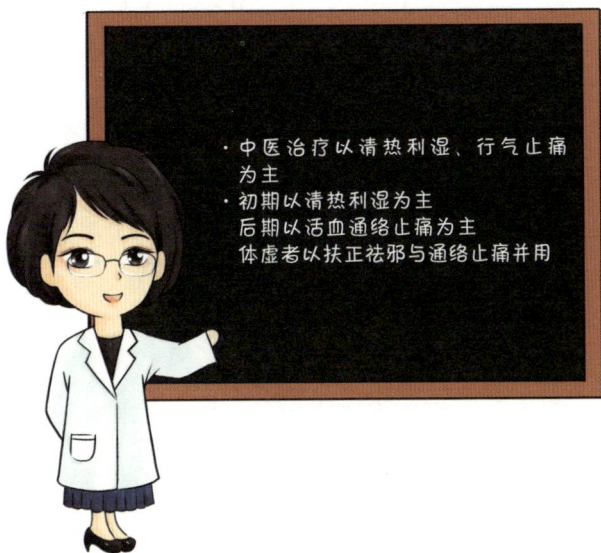

- 中医治疗以清热利湿、行气止痛为主
- 初期以清热利湿为主
  后期以活血通络止痛为主
  体虚者以扶正祛邪与通络止痛并用

023

带状疱疹多久能够痊愈？

视频 12

　　带状疱疹作为一种病毒感染性疾病，具有自限性，儿童及青年人的病程一般为 2~3 周，老年人为 3~4 周。但如果皮疹消失后，遗留有神经痛，疼痛一般可持续 1~2 个月或更久。及时、规范、有效地治疗可以减缓疼痛，缩短疼痛时间，避免后遗神经痛的发生，改善生活质量。

为了减少或避免带状疱疹的传染，带状疱疹患者应注意以下几点：（1）遮盖皮疹。（2）避免抓挠皮疹。（3）经常洗手。（4）在皮疹干燥结痂前，需避免接触的人群包括：❶ 无水痘既往史或未做疫苗接种者，尤其是妊娠女性。❷ 早产儿或低体重新生儿。❸ 免疫妥协者（使用免疫抑制剂或化疗者、器官移植接受者、HIV 感染者）。

❓024

带状疱疹治疗期间需要注意什么？

视频 13

❶ 带状疱疹治疗期间应当遵医嘱规律口服及外用药物，保持皮损局部清洁，避免搔抓、摩擦、肥皂及热烫水清洗，穿着清洁柔软的棉质内衣，以减轻摩擦和感染。

❷ 卧床休息，治疗期间应当保证生活起居规律，保持心情舒畅，可进行适当的体育锻炼。

❸ 因带状疱疹患者自身免疫能力低下，需要高营养食物，饮食宜清淡、易消化、营养丰富，以高维生素、高蛋白、无刺激软饮食为主，如粥、面、牛奶、鸡蛋、鱼肉、豆制品及新鲜蔬菜水果、汤类等。避免辛辣刺激燥热食物，禁食酒类和海产品。

❸ 屋内应按时通风，保证环境清洁安静，避免强光、噪

音等刺激因素，老年人及体质虚弱者避免受寒，应尽量少去空气不洁的公共场所，避免合并感染。

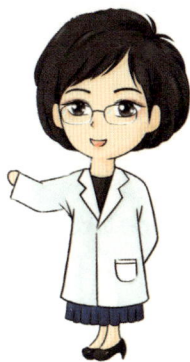

为减少或避免带状疱疹的传染，带状疱疹患者应注意以下几点。

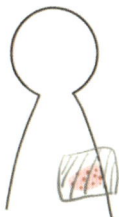

1.遮盖皮疹

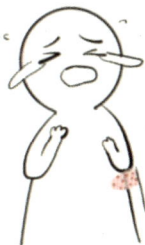

2.避免抓挠

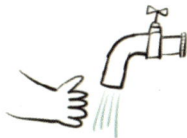

3.经常洗手

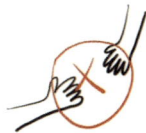

4.皮疹干燥结痂前，避免接触

? 025

带状疱疹可以自愈吗？

视频 14

　　带状疱疹属于自限性疾病，如果病情较轻且免疫力较好，理论上能够通过免疫系统杀死病毒而自愈，但带状疱疹自愈率低，且病毒可侵犯不同部位的神经，对神经的损伤严重，如果不能及时抗病毒治疗，容易造成带状疱疹后遗神经痛或其他严重的并发症，如脑膜炎、脑炎等。因此不建议等待带状疱疹自愈，应当及时发现带状疱疹并积极就医。

? 026

得了带状疱疹，怎样进行家庭护理？

　　❶ 首先，要做到遵医嘱按规定剂量和疗程服药。

　　❷《素问·举痛论篇》讲到"怒则气上，喜则气缓，悲则气消，恐则气下，寒则气收，炅则气泄，惊则气乱，劳则气耗，思则气结"，其中"怒、喜、悲、恐、惊、思"说明了情绪对人体的重要性，我们应当保持心情舒畅，避免情绪过激。

　　❸ 清淡饮食，加强营养，进食高蛋白、易消化、富含维生素的食物，如牛奶、豆制品、新鲜蔬果等，以促进组织恢复

和提高机体免疫力。

❹ 可取健侧卧位休息，避免压迫使水疱破溃及创面继发感染，保持发病部位的清洁干燥，不可搔抓病变部位，可以穿着清洁柔软的棉质内衣以减轻摩擦，防止伤口感染，注意体温变化。

❺ 眼部带状疱疹的患者，应当使用干净的面盆和面巾，做好眼部清洁护理。避免污水进入眼内、眼部受压及强光刺激等情况发生，注意视力变化。

❻ 应当注意皮损部位清洁、干燥，特别是肛周及会阴部疱疹患者。

❼ 减少局部摩擦，避免伤口感染。保持大便通畅，排便后及时用清水清洗外阴。

❽ 可通过看书、听音乐等活动分散注意力以减轻疼痛程度。

❾ 因带状疱疹仍具有一定传染性，应当避免与家中免疫力低下的婴幼儿、老年人、孕妇接触，并注意消毒和定期开窗通风。

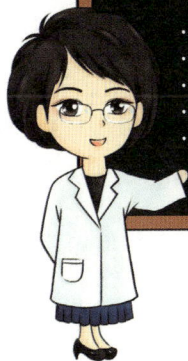

带状疱疹的家庭护理

· 避免疱疹受压破溃
· 保证皮损部位清洁干燥
· 减少局部摩擦，避免伤口感染
· 转移注意力以减轻疼痛
· 注意消毒和开窗通风

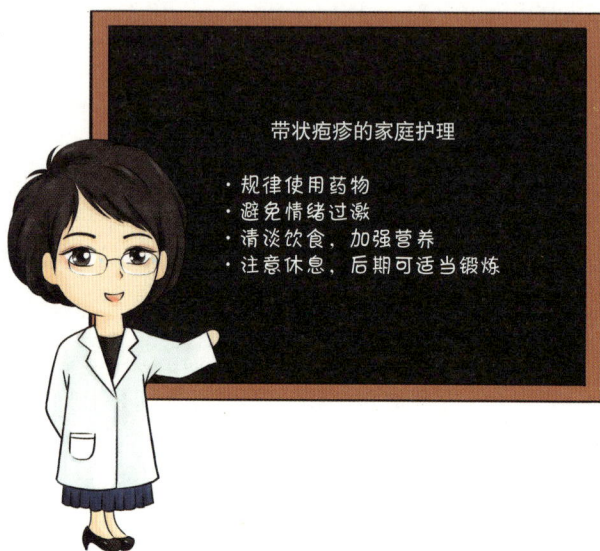

带状疱疹的家庭护理

· 规律使用药物
· 避免情绪过激
· 清淡饮食，加强营养
· 注意休息，后期可适当锻炼

? 027

得过带状疱疹还会再得吗？

视频 15

　　会。带状疱疹的复发率为1%~6%，是否复发与免疫力水平的高低有关，老年人或患有慢性疾病、伴发肿瘤等免疫受损者容易复发带状疱疹，其中HIV感染者复发率高达13%~26%。因此，为避免带状疱疹的复发，我们应当提高自身免疫力，进行适当的体育锻炼，保持心情愉快，保证健康作息和清淡营养的饮食，积极治疗基础疾病。

第二章

带状疱疹后遗神经痛知多少

什么是带状疱疹后遗神经痛?

为什么会出现带状疱疹后遗神经痛?

哪些人容易遗留带状疱疹后遗神经痛?

老年人更容易遗留带状疱疹后遗神经痛吗?

疱疹面积特别大,一定会遗留后遗神经痛吗?

……

? 001

什么是带状疱疹后遗神经痛？

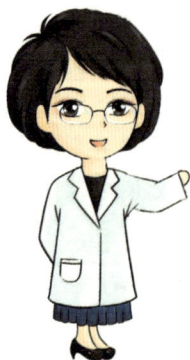

　　在疱疹等皮肤损伤愈合后持续超过 1 个月仍有神经痛或复发性疼痛，称之为带状疱疹后遗神经痛（PHN）。带状疱疹后遗神经痛的发病率达 19.2%，更多见于高龄、免疫功能低下患者，疼痛部位通常较疱疹区域有所扩大。其疼痛性质多样，可为烧灼样、电击样、刀割样、针刺样或撕裂样痛，还可以表现为异常性疼痛和痛觉过敏，前者指正常的非疼痛刺激如轻触引发疼痛，后者指轻度的疼痛刺激引发严重疼痛。

　　　　　　什么是带状疱疹后遗神经痛

带状疱疹后遗神经痛（PHN），在疱疹等皮肤损伤愈合后持续超过 1 个月仍有神经痛或复发性疼痛。

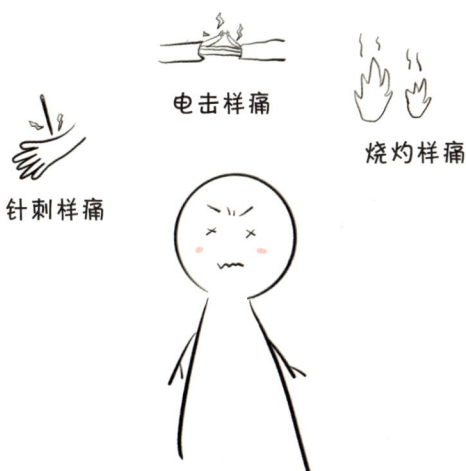

电击样痛

烧灼样痛

针刺样痛

? 002

为什么会出现带状疱疹后遗神经痛?

感觉的产生主要有 3 个步骤:外周感受器感受、神经传导和中枢感知。正常情况下,皮肤上有 3 种感受器,温度感觉类感受器、机械性感受器、多种痛觉感受器,他们分别负责温度觉、触碰摩擦感觉、痛觉的传导。皮肤上的感受器将外界各种刺激传入脑的相应区域,产生 3 种感觉,即温度觉、触觉、痛觉。

这就好比皮肤上有 3 种情报员,看到各种情况后便开始兴奋。3 种情报员对应 3 种传信员,情报员的兴奋继而使传信员兴奋,最终兴奋传输到大脑对应的 3 个部门,而产生对应的感觉。

外周神经纤维在受水痘－带状疱疹病毒（VZV）侵入之后会产生一系列变化，破坏了情报员和传信员的正常工作状态就会产生自发疼痛、异常性疼痛和痛觉过敏。目前其机制并未完全明确，主要有以下几种说法。

自发疼痛： 即疱疹消退后，仍遗留有烧灼样、电击样、刀割样、针刺样或撕裂样的疼痛。病毒明明已经被消灭了，为什么还这么疼呢？这是因为，病毒虽然已经大势已去，但是它为非作歹的时候，伤害了老实工作的情报员和传信员。负责任的传信员会因为自身受损和下级情报员的死亡而手足无措。着急的传信员就会自发兴奋使我们产生痛觉，而不需要被情报员的兴奋诱发。皮肤上轻伤不下火线的情报员，非常敬业，他们生怕自己漏掉任何一个危险信号，以至于遇到体内正常的物质时他都非常负责地产生持续的兴奋，这些兴奋同样会使我们产生痛觉。

痛觉过敏： 即非常怕疼。上次手术后都没这么疼，怎么一个皮疹的后遗症会疼得睡不着觉呢？这并不是懦弱，而是被病毒侵害的神经变敏感了。传信员和情报员频繁自发的兴奋会让情报员兴奋的次数过度增加，从而引起情报员的兴奋程度也随之增加。故后遗神经痛比平常偶发性损伤更疼。

异常性疼痛： 即因非痛觉刺激而产生痛觉的现象。通俗地讲就是摸一下都疼。本来没有伤害的接触，却产生疼痛。这是因为那些失去了原有情报员的传信员，他们会在慌乱中与属于另一个部门的情报员交接。比如痛觉的传信员与触觉的情报员交接后，平常的触摸被传到了痛觉部门产生疼痛。

简而言之，受伤的情报员或变得很敏感或无法值守自己的岗位，让情报员变得异常兴奋。而失去了下级的传信员会错配其他部门的情报员而传递错误的感觉，最终产生了后遗神经痛的变化。

『 为什么会出现带状疱疹后遗神经痛 』

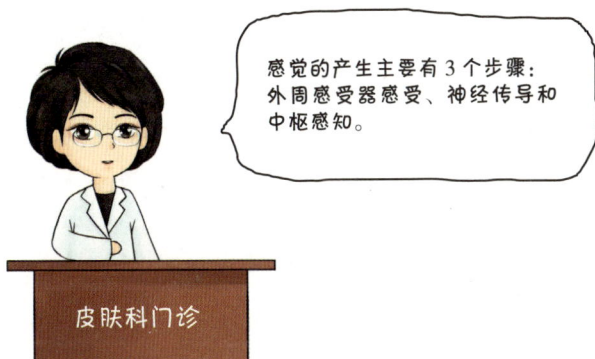

> 感觉的产生主要有 3 个步骤：外周感受器感受、神经传导和中枢感知。

皮肤科门诊

疼痛的传导机制：

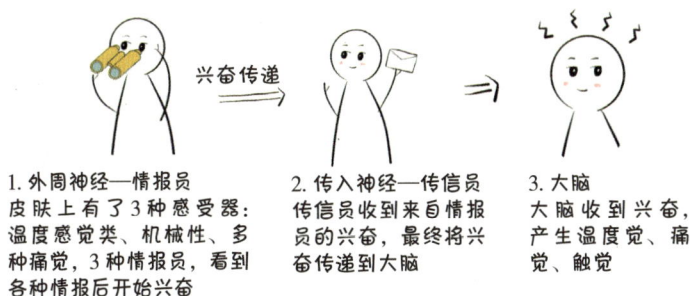

兴奋传递

1. 外周神经—情报员
皮肤上有了 3 种感受器：温度感觉类、机械性、多种痛觉，3 种情报员，看到各种情报后开始兴奋

2. 传入神经—传信员
传信员收到来自情报员的兴奋，最终将兴奋传递到大脑

3. 大脑
大脑收到兴奋，产生温度觉、痛觉、触觉

❓003

哪些人容易遗留带状疱疹后遗神经痛？

中医认为疼痛之因，无外乎不通则痛、不荣则痛两类。意思是气血运行不通畅、血不能荣养两者都会引发疼痛。此外，清代大家叶天士认为"痛为脉络中气血不和""虚实寒热，稍有留邪，皆能致痛"。具体放在带状疱疹后遗神经痛中则对应三种主要证型，气滞血瘀证、气虚血瘀证、余邪未尽证。故正气虚弱的人群首当其冲，若机体阳气亏虚，推动和抵御外邪的功能下降，本就易感外邪又无力抵御外邪，再加之气血运行不顺畅，故正气亏虚的老年人和免疫水平低的人群很容易留有后遗症。其次人体气机的顺畅还受我们自主情绪的影响，中医认为焦虑抑郁和急躁易怒主要问责于肝，肝为刚脏，喜条达恶抑郁。肝主疏泄，肝气不和则全身气机不畅，气血运行不周，不利于各种疾病的恢复，带状疱疹后遗神经痛也不例外。

现代研究表明，影响带状疱疹后遗神经痛发生的众多因素中，年龄、免疫水平、心理因素占据主要影响。

其中年龄是带状疱疹后遗神经痛公认的危险因素，随着年龄增加，带状疱疹后遗神经痛的患病率及严重程度都会增加。免疫水平也是发生带状疱疹后遗神经痛的危险因素之一，例如糖尿病、肿瘤以及创伤等基础疾病均可使带状疱疹后遗神经痛发生的风险增加，可能与这些患者的免疫功能异常、VZV侵袭神经导致的损伤更为严重、神经修复差等原因有关。而焦虑、抑郁、对生活满意度低等情绪状态对于带状疱疹后遗神经痛的发生亦有明显影响。

哪些人容易遗留带状疱疹

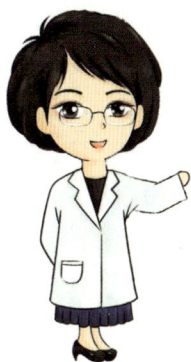

现代研究表明，年龄、免疫水平、心理因素占据主要因素。

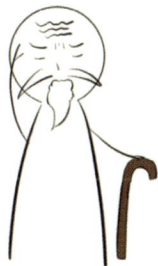

老年人

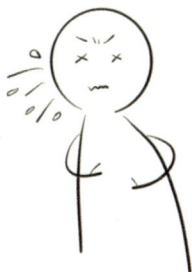

抵抗力差

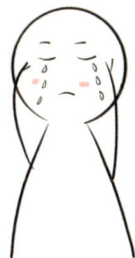

心理因素

❓ 004

老年人更容易遗留带状疱疹后遗神经痛吗?

是的。正如《灵枢·天年》讲:"六十岁,心气始衰,苦忧悲,血气懈惰,故好卧;七十岁,脾气虚,皮肤枯;八十岁,肺气衰,魄离,故言善误;九十岁,肾气焦,四脏经脉空虚;百岁,五脏皆虚,神气皆去,形骸独居而终矣。"中医认为,老年人的五脏都会随年龄的增长而衰弱,这是自然的规律。五脏相继地衰弱,除了好卧、皮肤枯、言善误这类表面现象外,更本质的变化是气血的变化。实际研究表明,老年体质以"气虚质""阳虚质""阴虚质"等"虚"性体质为主,多兼夹"血瘀""痰湿"及"气郁"。所以老年人正气亏虚,易滞易郁的生理特点,决定了对以气血瘀滞为核心病机的带状疱疹后遗神经痛的易感性。

多国研究均显示年龄越高遗留带状疱疹后遗神经痛的风险越高。这可能是因为老年患者免疫功能衰退,发生带状疱疹后,水痘-带状疱疹病毒复制活跃,导致神经受损严重,同时老年患者的神经系统对损伤的修复能力较差,所以更易发生带状疱疹后遗神经痛。

❓005

疱疹面积特别大，一定会遗留后遗神经痛吗？

视频 16

　　不一定。因为带状疱疹后遗神经痛的发生受到多种因素的影响，比如年龄、特殊部位、疱疹期疼痛、前驱期疼痛、治疗及时与否等，这些因素都可能增加患后遗神经痛的风险。当疱疹面积特别大时，不一定会遗留后遗神经痛，但是会增加遗留带状疱疹后遗神经痛发生的风险。因此，带状疱疹患者要积极治疗疾病，尽可能减少后遗神经痛的发生。

大夫，我的疱疹面积很大，是不是一定有后遗神经痛啊！

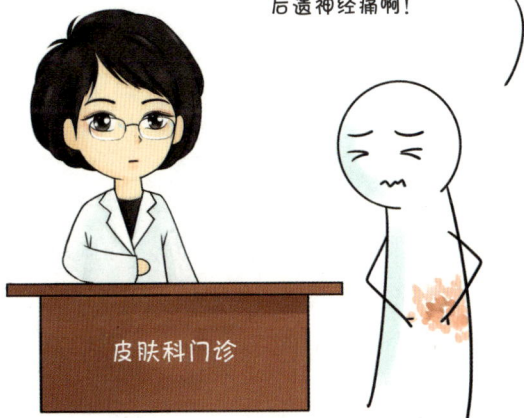

皮肤科门诊

不一定，后遗神经痛发生的原因很多，你积极治疗，能减少发生概率～

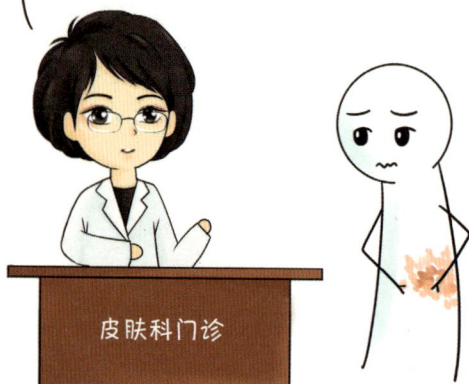

皮肤科门诊

❓006

带状疱疹后遗神经痛需要重视吗？

视频 17

　　带状疱疹后遗神经痛病史一般长达 3~5 年。患者长期忍受疼痛的折磨，心理压力大，睡眠质量差，情志抑郁，生活质量受到很大影响，甚至影响患者的日常交流，严重者对生活失去信心。带状疱疹后遗神经痛的发生与年龄增长成正比。我们要重视疾病，积极治疗。

大夫，带状疱疹后遗神经痛需要重视吗？

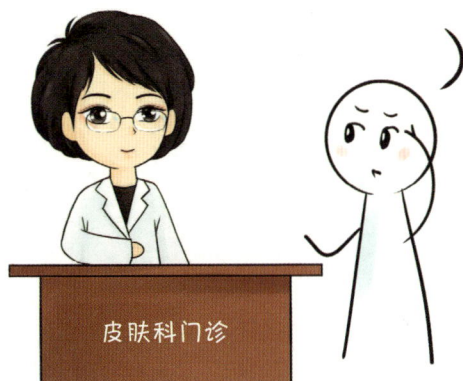

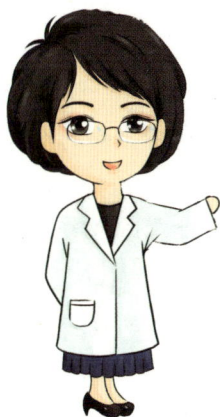

皮肤科门诊

带状疱疹后遗神经痛会对患者心理、睡眠等带来影响，降低生活质量，因此我们要重视疾病，积极治疗。

❓007

带状疱疹后遗神经痛有多痛?

因每个人的体质、身体状况不同,不同人对于带状疱疹后遗神经痛的感受是不一样的。对有些人来说,带状疱疹后遗神经痛只有轻微的灼痛、针刺感,但是对于另一部分人来说,却可能是剧烈的烧灼样、电击样、刀割样、针刺样或撕裂样疼痛,甚至有多种疼痛感觉并存的情况。

根据疼痛数字评分法(NRS),通常将疼痛分为以下几种标准。

❶ 0 分:无疼痛。

❷ 1~3 分:轻度疼痛。

❸ 4~6 分:中度疼痛。

❹ 7~10 分:重度疼痛。

大部分带状疱疹后遗神经痛患者会将自己的疼痛评判为中度疼痛,一些老年人或免疫力低下患者后遗神经痛疼痛会较普通人群更重。疼痛是机体的自我反应机制,但也会给身体带来极大伤害,如扰乱患者身体内器官系统的正常运行、导致精神障碍和抑郁等,长期的疼痛可能加重中老年人原来就存在的高血压、冠心病、糖尿病等基础疾病,因此,一旦发现带状疱疹,一定要及早就医,遵嘱服药。

来，对你的疼痛程度做个评价吧！

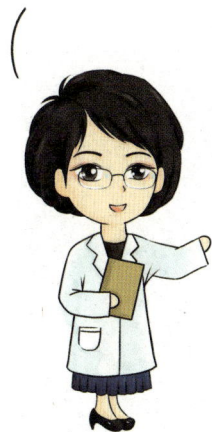

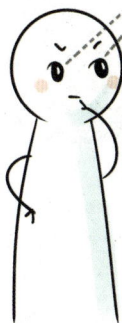

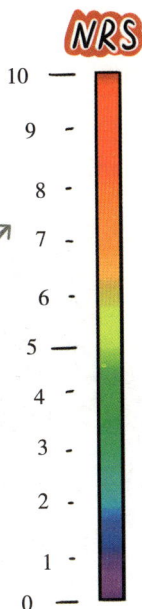

❓008

带状疱疹后遗神经痛的疼法还有很多种？

　　带状疱疹后遗神经痛的疼法简直可以说是千变万化，常被描述为烧灼样、电击样、刀割样、针刺样或撕裂样痛感，它不仅以其中一种痛感为主，而且可以"多痛"并存。在没有任何刺激的情况下，皮疹分布区及附近区域出现的疼痛被称为"自发痛"；如果痛觉过敏，对相应伤害性刺激的痛感反应可能会增强；痛觉超敏时，哪怕是接触衣物、被微风吹过这样的轻微触碰也可能会诱发疼痛；感觉异常时，疼痛部位常伴有一些如紧束、麻木、蚁行感的异常感觉，也可出现客观感觉异常，如温度觉和振动觉异常，感觉迟钝或减退。

❓009

为什么没有长疱疹的部位也会疼痛？

　　带状疱疹通常会在皮肤上表现为沿神经分布的簇集性疱疹，并伴有疼痛，但这并不是绝对的，如无疹型带状疱疹和顿挫型带状疱疹，前者仅有神经痛而无皮疹出现，后者有神经痛及斑丘疹，不发生水疱即消退。引发带状疱疹的水痘–带状疱疹病毒侵犯人体时沿神经分布，疼痛的部位也与神经分布息息相关，但具体是否会在皮肤上表现为疱疹与患者个人的免疫力有关，这也就是说，感染水痘–带状疱疹病毒后，某些部位虽然没有长疱疹，但是神经已经受到病毒侵犯出现了损伤，所以也会有疼痛的现象，如果后期发展为带状疱疹后遗神经痛，其疼痛程度并不会弱于曾经长疱疹的部位。因此，无论何种类型的带状疱疹都需要及时、及早进行抗病毒、镇痛以及消炎治疗，防止加重及并发症的发生。

❓010

已经得了带状疱疹，如何避免后遗神经痛或者减轻后遗神经痛的症状呢？

❶ 及时就诊：多项研究指出患带状疱疹后 3 天内就诊可以显著降低带状疱疹后遗神经痛的发生率。

❷ 有效治疗：早期抗病毒治疗可以降低带状疱疹后遗神经痛的发生率，另外，研究表明在疱疹爆发前进行激光治疗，或在医生指导下早期使用小剂量糖皮质激素也可减少预防后遗神经痛的发生。需要注意的是，具体治疗方案要由专业医生根据患者的实际情况而定。

❸ 提高免疫力：患病后戒烟戒酒、劳逸结合、早睡早起，

可以提高免疫力。另外，补锌、补充维生素、多吃肉蛋奶补充蛋白质、吃香蕉补钾，均可以提高免疫力，降低带状疱疹后遗神经痛的发病概率。

④ 调畅情志：积极改善心态，可以降低带状疱疹后遗神经痛的发生率。适当倾诉、释放情绪可以帮助患者放松心情，注意充足的休息和睡眠的同时，一些低强度的有氧运动也对恢复健康有好处。

综上，发现症状及时就医、积极调整心态，在就诊时配合医生、合理用药是避免带状疱疹后遗神经痛的有效手段。

> 已经得了带状疱疹，如何避免后遗神经痛或者减轻后遗神经痛的症状呢？

如果我们已经得了带状疱疹，如何避免后遗神经痛或减轻后遗神经痛的症状？

及时就诊

大夫，您快帮我看看吧！

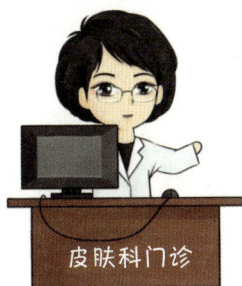

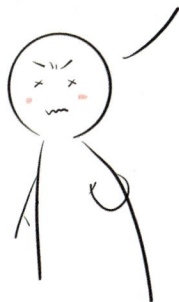

皮肤科门诊

及时有效地治疗

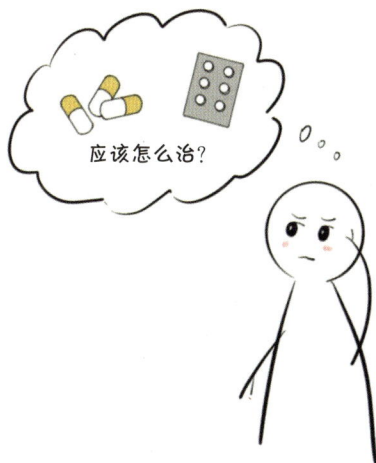

应该怎么治？

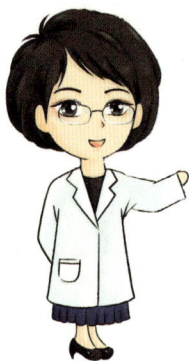

还需要提高免疫力、调畅情志。

❓011

哪些病引起的疼痛与带状疱疹后遗神经痛容易混淆？如何鉴别？

带状疱疹后遗神经痛的疼痛性质多样，可为烧灼样、电击样、刀割样、针刺样或撕裂样痛。神经痛的各阶段都可能与一些其他疼痛性疾病混淆。

❶ 心绞痛：心绞痛是心脏缺血反射到身体表面所感觉的疼痛，特点为前胸阵发性、压榨性疼痛，疼痛主要位于胸前正中偏左，可放射至左乳内侧与左上肢，患者既往有心脏病史，多在劳累、寒冷、饱餐或情绪激动时发生，持续时间较短，休息或含服硝酸酯类药物后可以缓解。带状疱疹后遗神经痛一般

有明确的病史，且疼痛多发生于原有皮疹部位，根据病史、疼痛性质与劳累诱发加重的特点可予以区别。

❷ 胸膜炎：胸痛是胸膜炎最常见的症状。常突然发生，可为不明确的不适或严重的刺痛，或仅在患者深呼吸或咳嗽时出现，也可持续存在，并因深呼吸或咳嗽而加剧，故患者多呈浅快呼吸。可以此鉴别。

❸ 青光眼：有 24%~34% 的带状疱疹发生在颈部及头部区域，其中眼部区域占 1%~17%，与青光眼相同，眼部带状疱疹也可对视力造成影响，故带状疱疹后遗神经痛需要与青光眼引起的疼痛进行鉴别。青光眼症状包括眼睛酸胀，伴额部疼痛或鼻根部酸胀，休息后可缓解。最直接的鉴别点即是停止用眼后其疼痛可缓解。

多数带状疱疹后遗神经痛继发于带状疱疹，且目前没有发现明显缓解疼痛的方法。故结合病史、疼痛的加重特点和疼痛的缓解因素是鉴别疼痛的主要手段。

『　哪些病引起的疼痛与带状疱疹后遗神经痛易混淆　』

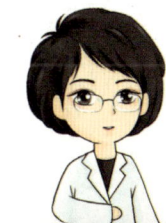

带状疱疹后遗神经痛的疼痛性质多样，各阶段都可能与一些其他疼痛性疾病混淆。

皮肤科门诊

胸口好痛

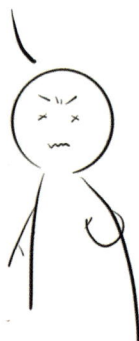

胸痛 + 咳嗽

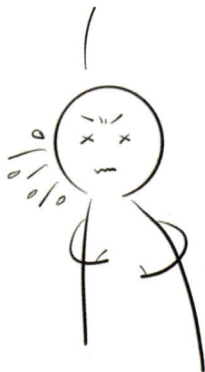

眼睛酸胀

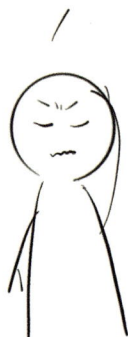

1. 心绞痛

2. 胸膜炎

3. 青光眼

第三章
中医说带状疱疹后遗神经痛

中医认为带状疱疹后遗神经痛的病因病机是什么?

中医将带状疱疹后遗神经痛分为哪几种证型?

从中医治疗和调护的角度,如何避免后遗神经痛的

    发生?

？001

中医认为带状疱疹后遗神经痛的病因病机是什么？

中医将带状疱疹后遗神经痛归为蛇串疮病程的后期，临床表现为患处长时间遗留疼痛，此外还会出现局部皮肤的触痛，病程可持续数月或数年不等，严重影响患者的正常生活，降低其生活质量。现代医家认为带状疱疹后遗神经痛的中医病因病机有以下三条：一是带状疱疹以湿热毒邪为主，日久疱疹消退后神经痛是由于患处仍有一部分湿热毒邪残留，导致该处气机运行不畅，瘀血滞留经络，最终致"不通则痛"。二是带状疱疹可伤及阴阳气血，导致阳失温煦，阴失濡润，阳气虚，引起元阳不足，最终致清阳不升；阴血不足，可致脉络拘急，最终致"不荣则痛"。三是带状疱疹后遗神经痛虽然经络受邪，气血阻滞不通，但因正气虚弱，无力鼓邪外出，以致"正虚邪恋，虚实夹杂"。

? 002

中医将带状疱疹后遗神经痛分为哪几种证型？

　　根据各家对带状疱疹后遗神经痛的病因病机见解加以总结归纳，本书将其分为气滞血瘀、气虚血瘀、余邪留恋三种证型，下面将为大家详细描述主要表现，以便大家判断自己所属证型。

　　1 气滞血瘀证：红斑水疱大多消退或结痂脱落，遗留色素沉着，面色整体偏暗，气色很差；疼痛表现为刺痛、胀痛，不能触碰，夜寐难安，疼痛部位往往比较固定。患者可因生气、抑郁等情绪改变导致疼痛明显加重。舌头整体颜色偏暗紫色，伴或不伴有瘀斑、瘀点，舌下的静脉颜色偏暗。见图 3-1。

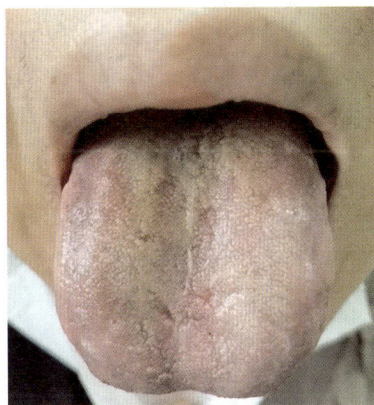

图 3-1　气滞血瘀证舌象

❷ 气虚血瘀证：神经痛为持续性，部位也比较固定；可伴有神疲乏力、气短、烦躁、失眠，稍有活动后乏力气短的表现会加重；食欲减退，面部整体可呈现淡白灰暗的状态。舌头整体颜色偏暗淡，血瘀较重者舌色稍暗一些，伴或不伴有瘀斑、瘀点。见图 3-2。

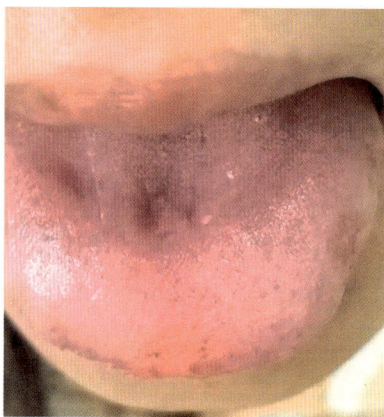

图 3-2　气虚血瘀证舌象

❸ 余邪留恋证：神疲乏力，没有精神；患病部位皮肤基本完好，可遗留色素沉着，但仍有神经疼痛的表现且疼痛持续时间较长，一般为阵发性。热邪重者除疼痛外，还可表现为口干，自觉身体偏热，可伴有出汗，但实测体温不高，夜间该表现尤为明显；舌头呈红色，舌苔不厚，颜色可为黄色。湿重的患者可表现为头部昏沉，疲倦易困，四肢沉重酸痛，自觉身体微微发热但体温正常；面色淡黄，易腹胀，胃口不佳，口中黏腻，便不成形，舌苔厚腻。湿热并重的患者，可出现上述症状，伴舌苔黄腻。见图 3-3。

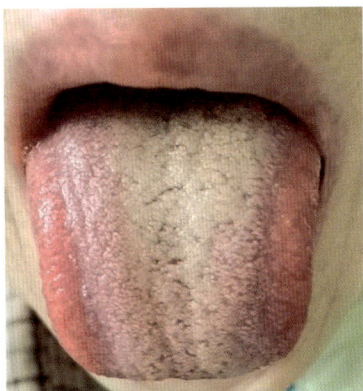

图 3-3　余邪留恋证湿热并重舌象

❓003

从中医治疗和调护的角度，如何避免后遗神经痛的发生？

　　带状疱疹后遗神经痛的主要病机就是气血瘀滞和余邪留恋。瘀血与余邪均为邪气，正如《素问·刺法论篇》所说"正气存内，邪不可干"指出了人体正气在发病过程中的重要性。《临证指南医案》也指出"正如内经最虚之处，便是容邪之处"。参照带状疱疹后遗神经痛病程长，老年人易感等特点。故知其根本原因，主要是素体虚弱所致，培养正气可以防范带状疱疹后遗神经痛。

　　那么我们如何去贴合自然界的规律呢？

　　春天我们应该"夜卧早起，广步于庭，被发缓形，以使志生"。这是说春天入夜即眠，早上起床，披散着头发，穿宽松的衣服，随意悠闲地在广阔之地散步，目的是使我们精神畅通。在心境修养上，春天应尽量从琐碎与烦恼中抽离开来，将眼光放之四海南北，宇宙星辰，以使我们的志趣萌生，顺应生发的春性。

夏天则应该"夜卧早起，无厌于日，使志无怒，使华英成秀，使气得泄"这里华英指美丽的花，秀则是"荣而实者谓之秀""秀，出也"。所以这句话可以这么理解，夏天应该入夜即眠，早上起床，不贪凉，不发怒，让含苞待放的花盛开，让神气得以宣泄。在心境修养上，夏天应该将我们内心美好的愿望转为激情动力，不畏艰难也不要太过耗竭自己，目的是宣泄我们的精神，顺应生长的夏性。

秋天则是"早卧早起，与鸡俱兴，使志安宁，以缓秋刑，收敛神气，使秋气平，无外其志，使肺气清"。中医认为秋气使肃杀之气，肺应秋气，故秋天肺气易伤，另肺为阳中之阴，仅次于心的阳中之阳位，为五脏中第二阳强之脏。所以这句话可以这么理解：秋天应该很早睡觉，早上七点就起床。而且要心平气和，收敛自己的情志，不要受外界的干扰，使肺气清素收敛。在心境修养上，秋天应放下执念，平复夏天的激情，不要对抗逆境，心平气和地顺应秋天的肃杀之性。

冬天则是"水冰地坼，无扰乎阳，早卧晚起，必待日光，使志若伏若匿，若有私意，若已有得，去寒就温，无泄皮肤，使气亟夺"这是说冬天万物静息的状态下，人也不应该劳烦阳气。早早入睡，跟太阳一起起床，使精神内守不外露，如同私下获得贵重之物心有所得一样。多温暖身体躲避严寒，但不要让皮肤出汗，以保护阳气不受损伤。在心境上要精神内守，不外求、不张扬。

从中医治疗和调护的角度，
如何避免后遗神经痛的发生

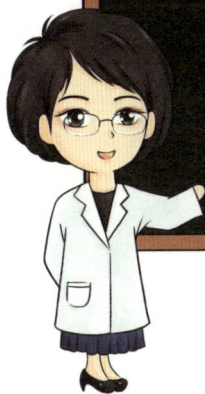

根据《黄帝内经》中的内容，我们要培养正气，防范带状疱疹后遗神经痛，也就是符合自然界阴阳变化规律，不过度劳累等。

第四章
带状疱疹后遗神经痛的预防

得了带状疱疹一定会发生神经痛吗？

带状疱疹后遗神经痛会传染吗？

年纪越大带状疱疹后遗神经痛的症状会越重吗？

发生带状疱疹后如何预防后遗神经痛的发生？

带状疱疹疫苗可以预防带状疱疹后遗神经痛的发生吗？

......

❓001

得了带状疱疹一定会发生神经痛吗？

得了带状疱疹不一定会发生后遗神经痛。带状疱疹后遗神经痛发生的原因是带状疱疹病毒侵及神经纤维，使受侵犯的神经节发炎及坏死，产生神经痛。目前认为，带状疱疹患者发生后遗神经痛的危险因素主要有以下几点。

❶ 年龄：年龄是公认的最重要的危险因素，患者年龄越大，带状疱疹后遗神经痛的发生率越高，可能与老年人机体免疫功能降低，抗病能力差有关。

❷ 特殊部位的疱疹：三叉神经分布区（尤其是眼部）、会阴部及臂丛区者易发生带状疱疹后遗神经痛。

❸ 疱疹期疼痛和皮损：疱疹期疼痛越严重，发展为带状疱疹后遗神经痛的可能性越大；水疱持续时间越长或皮疹消退时间越长、水疱越多、皮损范围越广、皮损区温度越高和感觉异常越明显，越容易发生带状疱疹后遗神经痛。

❹ 前驱期疼痛：皮疹出现前疼痛明显，发展为带状疱疹后遗神经痛的可能性增大。

❺ 初次就诊时间：初次就诊时间越早，带状疱疹后遗神经痛的发生率越低。

❻ 是否及时治疗：治疗不彻底会增加带状疱疹后遗神经痛的发生率。

❼ 基础疾病：手术、创伤、应用免疫抑制剂、恶性肿瘤、

感染、结核、慢性呼吸系统疾病、糖尿病及免疫功能障碍等都是发生带状疱疹的危险因素。

❽ 性别：女性较男性更易发生带状疱疹后遗神经痛。

中医把带状疱疹皮损消退后仍存在的皮损部位的疼痛称为"蛇丹痛"。叶天士《临证指南医案》提到"久痛必入于络，络中气血，虚实寒热，稍有留邪，皆能致痛"，血行凝滞，瘀阻脉络，不通则痛。故本病的发生多因老年人正气已虚，血虚肝旺，感染毒邪，气血凝滞于肌肤，不通则痛，日久耗伤阴血，经脉失养，不荣则痛。

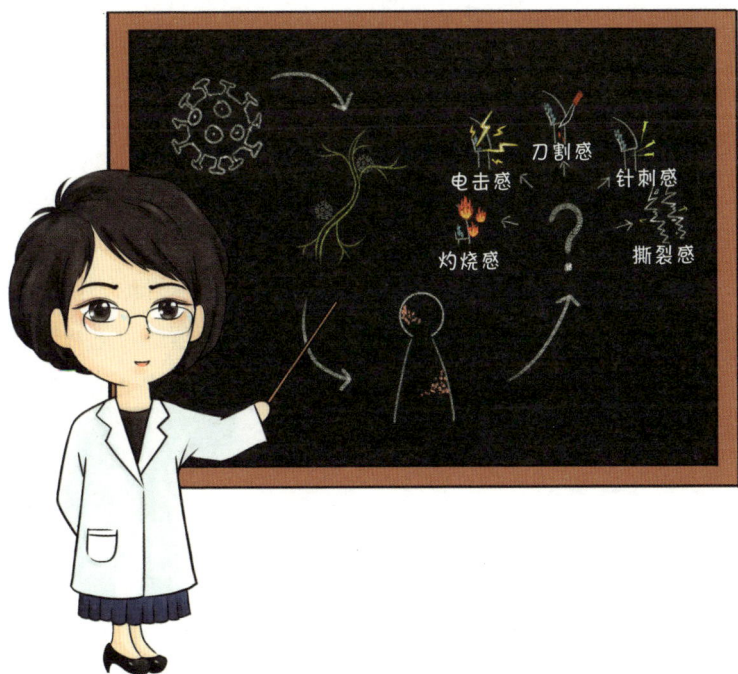

? 002

带状疱疹后遗神经痛会传染吗？

带状疱疹后遗神经痛没有传染性，不会传染。带状疱疹后遗神经痛发生是由于带状疱疹病毒侵及神经纤维，使受侵犯的神经节发炎及坏死。因为该病发生的本质是神经节受损，所以带状疱疹后遗神经痛不会传染。

我们需要重视的是，带状疱疹具有一定的传染性。近年来有关于带状疱疹具有传染性的报道，报道中被感染者既往未患过水痘，且均与带状疱疹患者密切接触。

带状疱疹患者从出现皮疹到结痂均具有传染性，带状疱疹破损处含有高浓度的水痘 - 带状疱疹病毒，可形成气溶胶而传播，易感人群可感染而得水痘。由于传播途径的不同，带状疱疹的传染性小于水痘。因此，应对带状疱疹患者进行适当隔离直至疱疹结痂，水痘易感人群可应急接种水痘疫苗，预防水痘的发生。

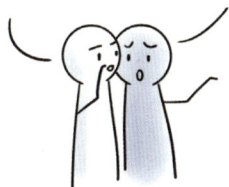

我不怕!
我打过疫苗!

你看 ta 这样会
不会传染? 离
ta 远点吧。

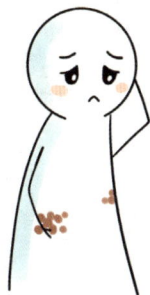

请问大夫，我的皮疹
已经好了，后遗神经
痛会传染别人吗?

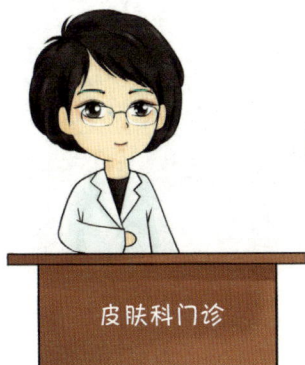

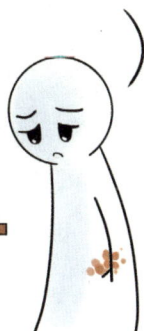

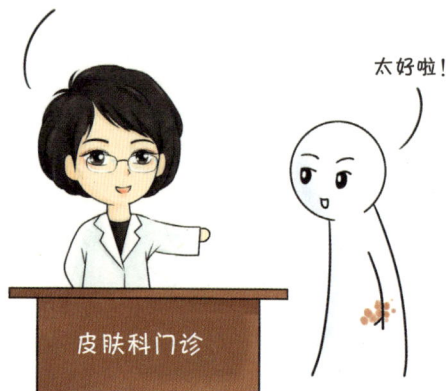

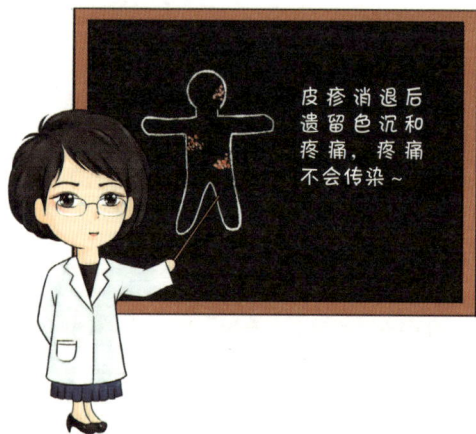

❓ 003

年纪越大带状疱疹后遗神经痛的症状会越重吗？

是的，目前，年龄是公认的发生带状疱疹后遗神经痛最重要的危险因素。但带状疱疹后遗神经痛的症状与免疫力的强弱、抗病毒药应用的时间、个人调护方法等也都有很大关系。积极进行有效的预防和康复措施（包含接种带状疱疹疫苗、早期积极抗病毒治疗、早期积极镇痛治疗等）可帮助老年患者减轻病痛，减少后遗神经痛的发生。

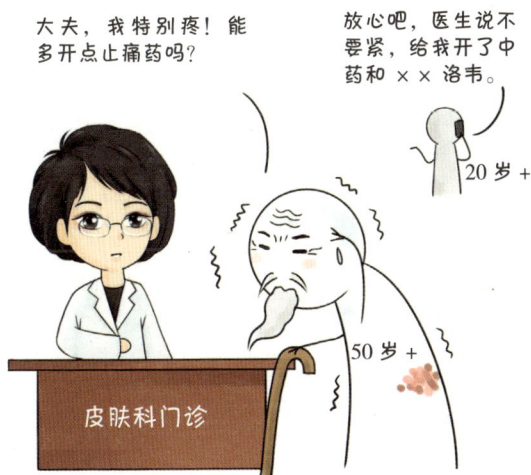

? 004

发生带状疱疹后如何预防后遗神经痛的发生？

发生带状疱疹后要积极、及时到正规医院就诊并进行治疗，以减轻疱疹期的疼痛，迅速控制炎症，减少组织损伤，有利于减少后遗神经痛的发生。

❶ 早期积极开展抗病毒治疗，老年患者适当延长抗病毒的疗程。

❷ 早期积极开展镇痛治疗和营养神经治疗。

❸ 在急性发作早期全身应用小剂量的糖皮质激素，使用时注意适应证及排除禁忌。

❹ 中医治疗：及早正确辨证论治，根据不同辨证分型及治疗原则，给予中药口服，初期以清热利湿解毒为先，后期以活血化瘀理气为主，兼顾扶正固本。根据病情配合针灸、外治等综合治疗。

❺ 50岁及以上免疫功能正常人群可接种带状疱疹疫苗。

❻ 其他疗法：酌情选用红外线照射、半导体激光、氦氖激光、红光等物理疗法。

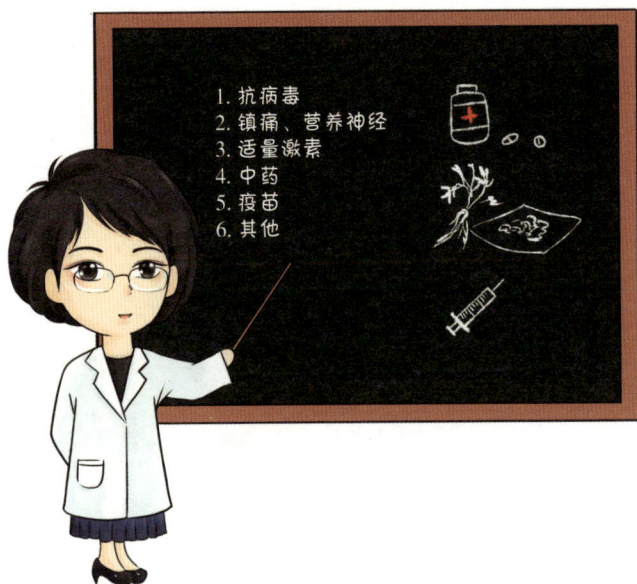

005

带状疱疹疫苗可以预防带状疱疹后遗神经痛的发生吗？

带状疱疹疫苗可以预防带状疱疹及其后遗神经痛的发生。

接种带状疱疹疫苗是预防带状疱疹及其后遗神经痛的重要措施，已成为部分西方发达国家成人疫苗接种及免疫规划的重要组成部分。某带状疱疹预防研究发现，接种带状疱疹疫苗预防带状疱疹有效率为51.3%，预防带状疱疹后神经痛（疼痛等级至少达 3/10，发疹后疼痛至少持续 90 天）的有效率为66.5%。已证实，带状疱疹患者的疫苗接种可使带状疱疹后神经痛发生率减少 39%。现今带状疱疹后遗神经痛的治疗尚无特效药，主要是对症镇痛治疗。故接种带状疱疹疫苗是有效可行的预防手段之一。

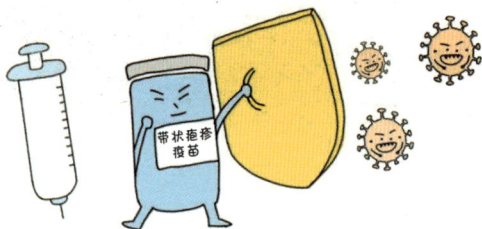

疫苗可以预防
带状疱疹后遗神经痛发生

❓ 006

带状疱疹疫苗（RZV）接种小知识

1 接种人群

推荐年龄在 50 岁及以上且免疫功能正常的人群（无论个体是否有水痘感染史或接种水痘疫苗）接种带状疱疹疫苗。由于带状疱疹存在复发的可能性，有带状疱疹及带状疱疹后遗神经痛病史的成人可接种两剂次。

2 禁忌证

对该疫苗的任何成分有严重过敏反应史者。若选择减毒活疫苗，不推荐用于免疫功能缺陷或免疫抑制疾病患者。

3 剂次

完整免疫程序为两剂，接种第 1 剂后间隔 2~6 个月接种第 2 剂。若未能在 6 个月内接种第 2 剂，可考虑在第 1 剂接种后 12 个月内完成第 2 剂接种，无须重新接种。因疾病或治疗而出现或可能出现免疫缺陷或免疫抑制的接种者，推荐在第 1 剂接种后 1~2 个月内接种第 2 剂。

❓007

带状疱疹疫苗（RZV）接种注意事项有哪些?

❶ 带状疱疹疫苗并不能治疗带状疱疹或带状疱疹后遗神经痛，不应在带状疱疹的急性发作期间接种。

❷ 有急性症状的患者（如发热、慢性疾病急性发作等）应延缓接种。

❸ 妊娠期和哺乳期应延迟接种。如果在接种后怀孕或在未知怀孕的情况下接种了带状疱疹疫苗，不推荐仅因接种疫苗而采取特别医学措施，如终止妊娠，建议做好孕期检查和

随访。

❹ 两种及以上注射类减毒活疫苗应间隔 ≥ 28 天进行接种。非减毒活疫苗对接种间隔不作限制，但为方便区分疑似预防接种异常反应，推荐带状疱疹疫苗与其他疫苗间隔 14 天进行接种。

❓008

接种水痘疫苗可以预防带状疱疹及后遗神经痛吗？

视频 18

目前没有研究明确指出接种水痘疫苗是否能够预防带状疱疹的发生。有研究指出，绝大多数带状疱疹患者在儿童期曾患水痘，尽管罹患水痘并非患带状疱疹的必要条件，但有水痘病史的人群患带状疱疹的概率明显增高。据统计，普通人群有90% 曾患过水痘，均为带状疱疹可能发作的危险人群。因此，建议大家积极接种水痘疫苗，以减少水痘的发生。

?009

水痘疫苗接种小知识

1 接种人群

❶ 推荐对象：1~12 岁儿童。

❷ 建议对象：高危人群，如医务人员、家庭内与水痘患者密切接触的易感者。

2 禁忌证

❶ 对疫苗的成分过敏者（以疫苗说明书为准）。

❷ 严重疾病患者、发热者。

❸ 免疫缺陷患者。

❹ 妊娠期妇女。

3 免疫程序

❶ 1~12 岁儿童常规免疫接种程序。

第 1 剂：满 18 月龄，接种第 1 剂。

第 2 剂：满 4 岁，接种第 2 剂（已接种过 1 剂、年龄为 4~12 岁者，应接种第 2 剂，与前剂至少间隔 3 个月）。

❷ 高危人群接种程序。1~12 岁。

无水痘疫苗免疫史，年龄为 18 月龄至 3 岁者，接种第 1 剂后，满 4 岁接种第 2 剂，并与前 1 剂至少间隔 3 个月。

无水痘疫苗免疫史，年龄为 4~12 岁者接种 2 剂，2 剂至少间隔 3 个月。

曾经接种过 1 剂、年龄为 4~12 岁者，应接种第 2 剂，与前 1 剂至少间隔 3 个月。

❸ 13 岁及以上：接种 2 剂（仅适用提供 13 岁以上接种程序的疫苗）。

4 注意事项

❶ 水痘疫苗不能与其他疫苗在同一注射器内混合；建议与免疫规划疫苗分开接种，与另一种注射用减毒活疫苗接种应至少间隔 28 天。

❷ 接种时除上述提及事项外，可参照所接种疫苗说明书。各项操作规程应严格遵守《预防接种工作规范》。

推荐学龄前儿童按照统一的免疫程序接种 2 剂次水痘疫苗，建议高危人群根据需要选择接种水痘疫苗。

第五章

带状疱疹后遗神经痛的治疗

带状疱疹后遗神经痛会自愈吗？

带状疱疹后遗神经痛多久能治好？

带状疱疹后遗神经痛的治疗能挂什么科？

带状疱疹后遗神经痛的治疗目标是什么？

中医如何治疗带状疱疹后遗神经痛？

......

❓001

带状疱疹后遗神经痛会自愈吗？

视频 19

    带状疱疹后遗神经痛病程可持续数月或数年，有报道称，超过 30% 的带状疱疹后遗神经痛患者持续疼痛超过 1 年，虽然时间变化，带状疱疹后遗神经痛有一定的自愈倾向，但研究发现，距离起病的时间越久，疼痛能够缓解的患者比例就越低，其中部分患者可能会发展为顽固性疼痛。并且带状疱疹后遗神经痛病程超过 1 年的患者，即使经过规范治疗，疼痛缓解情况仍不乐观。患者长期遭受剧烈神经疼痛，有可能出现生理功能下降、焦虑及抑郁等多种慢性健康问题，使带状疱疹后遗神经痛治疗的难度增加。因此，建议带状疱疹后遗神经痛的患者积极治疗，减少病痛对患者生理和心理的双重影响。

❓002

带状疱疹后遗神经痛多久能治好？

视频 20

    治疗疗程因人而异，一般治疗 2~3 月带状疱疹后遗神经痛会有所缓解，需要注意的是许多患者的治疗可能是一个长期持续的过程。药物治疗是基础，应遵循医嘱使用有效剂量的推荐药物，治疗过程中，要监测疼痛的改善情况。治疗1周后，应咨询专业医生对治疗的效果和不良反应进行评价以便决定维持或调整现有的治疗方案。在疼痛缓解后避免立即停药，仍要维持治疗至少2周。

? 003

带状疱疹后遗神经痛的治疗能挂什么科？

带状疱疹后遗神经痛根据持续时间和程度可选择就诊的科室有：皮肤科，针灸科，疼痛门诊，神经内科等。特殊部位的疼痛或者伴有并发症还可就诊于相应的科室，比如：耳部疼痛或伴有听觉异常可就诊于耳鼻喉科，眼部疼痛或伴有视觉异常可就诊于眼科，伴有心理障碍者可就诊于心理科，伴有睡眠障碍可就诊于神经科等。

004

带状疱疹后遗神经痛的治疗目标是什么？

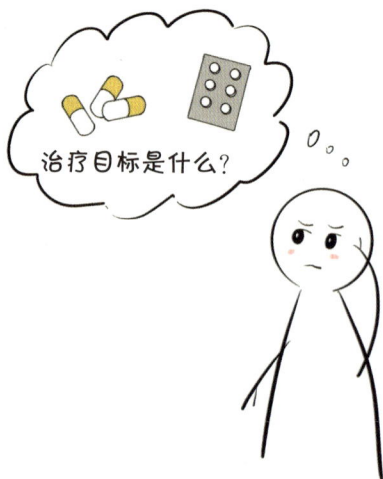

带状疱疹后遗神经痛常表现为带状疱疹皮疹愈合后持续一个月及以上的间断或持续性发作的闪电样或撕裂样疼痛，发作时常使人寝食不安，生活质量极为低下。所以带状疱疹后遗神经痛的治疗目标是尽早有效地控制疼痛，尽量减少它对睡眠和情绪的影响，提高生活质量。

带状疱疹后遗神经痛的治疗目标

治疗目标是什么？

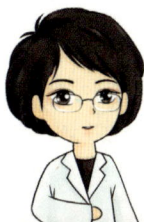

尽早有效地控制疼痛，尽量减少它对睡眠和情绪的影响，提高生活质量。

皮肤科门诊

? 005

中医如何治疗带状疱疹后遗神经痛？

中医治疗带状疱疹后遗神经痛的方法多种多样，包括口服中药、针灸治疗、耳穴治疗、穴位按摩、代茶饮及中医食疗等。

❶ 中药治疗需要临床医生根据患者实际情况辨证施治，分型论治，如气滞血瘀者，治以理气活血、化瘀止痛，方可选桃红四物汤加减；气虚血瘀者，治以益气养血、活血化瘀，方可选补阳还五汤加减；余邪留恋热偏重者，治以清热养阴、益气和胃，方可选竹叶石膏汤加减；湿偏重者治以清热除湿、健脾利水，方可选除湿胃苓汤加减。

❷ 针灸治疗是临床治疗带状疱疹后遗神经痛的常用方式之一，包括毫针、电针、火针、梅花针、三棱针，灸法、拔罐、刺络拔罐、穴位注射、埋线等，上述治疗方式均在临床实

践中取得明显的治疗效果。针灸可以改善患处的血液循环，改善新陈代谢，同时减少神经源性炎症介质的释放，从而减轻神经病理性疼痛，缓解痉挛，产生镇痛效果。艾灸具有疏通、调和局部气血，使患处气血运行通畅的作用，此外还能提高机体的免疫力。（因针刺相关治疗有一定专业要求，建议去医院接受治疗）

❸ 耳穴治疗

耳穴是耳郭皮肤表面与人体脏腑、组织器官、四肢躯干相互沟通的部位。当人体内脏或躯体发病时，往往在耳郭的相应部位出现压痛敏感等反应。因此刺激耳穴，具有疏通经络、运行气血的功能，从而达到防治疾病的目的。常见的耳穴治疗包括了毫针刺法、电针法、埋针法、刺血法、水针法、磁疗法、压丸法、按摩法等。（因耳穴相关治疗有一定专业性，建议去医院接受治疗）

❹ 穴位按摩

穴位按摩是运用一定的手法作用于人体特定部位或穴位，通过刺激局部起到疏通经络、解痉止痛、调节气血、活血祛瘀等作用的一类治疗方法。带状疱疹后遗神经痛的患者可以取合谷、血海、足三里、涌泉、相应的夹脊穴等穴位以及神经疼痛区域，依次使用指按法、揉法，每个手法各操作 5 分钟即可，1 天 2 次，10 天一个疗程。

❺ 代茶饮

顾名思义以药代茶，又称茶剂，是指茶叶和中草药配用，或将草药（单味或多味）加工成粗末或细末，加水煎煮取汁或沸水冲泡来饮用。代茶饮是以中医理论为指导，根据中药的各个特效，借鉴茶饮方式，将中草药直接泡饮，辨证施饮，以此来起到治疗疾病、养生保健和调理身体的作用。因中药代茶饮与其他疗法相比，不良反应小，安全可靠，方法简单经济，因此在临床上多作为治疗各个临床疾病的辅助治疗方式，特别在慢性疾病及疾病康复领域作用尤为突出。

⑥　中医食疗

中医食疗是在中医药理论指导下，根据食物的性能，结合配伍、制作和服用方法，使其发挥功效。中医食疗历史悠久，中医认为医食同源、药食同源，食养能应用的人群广泛，对于健康和亚健康人群能预防疾病、延年益寿，达到养生的目的；对于患者，能对治疗疾病起到辅助作用，甚至治疗作用，从而促进康复。

❓006

带状疱疹后遗神经痛针灸效果怎么样？

视频 21

大部分带状疱疹及后遗神经痛的患者，在及早接受规范的诊治，合理使用抗病毒药物治疗的同时，配合针灸治疗，通常可获得较满意的疗效。但需注意要由有经验的医生进行治疗。

目前，针灸治疗在临床应用广泛，是带状疱疹后神经痛诊疗中国专家共识提供的治疗方法之一。有文献报道针灸治疗带状疱疹后遗神经痛有效率在74%以上，部分在

90% 以上。

西医学研究表明，针灸可以激发机体内部的生理应激系统，通过神经体液调节，使机体痛阈提高，免疫功能加强，同时可以促进内源性阿片肽类物质的分泌，产生镇痛作用。

针灸疗法涉及毫针刺法、电针法、火针、梅花针、灸法、罐法及综合疗法等。带状疱疹后遗神经痛是以"痛"为主证，针灸治疗能疏通经络气血，起到通经活络、祛瘀止痛的作用，即"通则不痛"。

针灸治疗该病的取穴、施术规律：❶ 首选阿是穴、夹脊穴，诸种针灸方法均可取良效。❷ 病证多瘀，宜用刺络拔罐等放血疗法。❸ 夜间痛甚，子丑时段尤重，注重取肝、胆经穴。❹ 常伴全身症状，注重辨证选穴、对症选穴。见图5-1至图5-3。

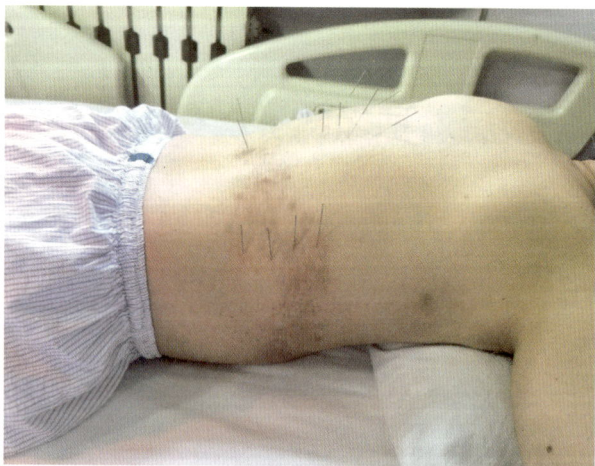

图 5-1　腰腹部带状疱疹后遗神经痛针灸

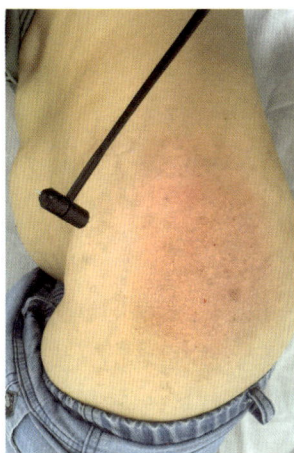

图 5-2 腰背部带状疱疹后
遗神经痛梅花针叩刺图

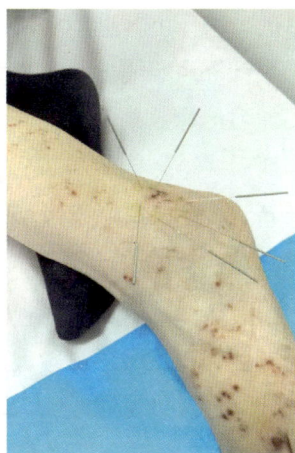

图 5-3 下肢带状疱疹后遗
神经痛皮损部位围刺

？007

拔罐和火针对于带状疱疹后遗神
经痛的恢复有用吗？适合什么
人做？

视频 22

　　拔罐和火针对带状疱疹后遗神经痛的恢复均能起到积极
作用。

　　拔罐法：古称"角法"，是一种以罐为工具，利用加热、
抽吸等方法，造成罐内负压，使罐吸附于腧穴或体表的一定部
位，使局部皮肤充血甚至瘀血，以调整机体功能，达到防治疾

病的目的。临床上常选用刺络拔罐法，即在局部消毒，并用三棱针、毫针等点刺或皮肤叩刺出血后，再在出血部位拔罐、留罐，以加强治疗效果的方法。针刺具有通经活络、消肿止痛的作用，而后拔罐，能使局部毛细血管扩张，促进血液循环、加快局部新陈代谢，有激发经气、温通经络止痛之功。

火针法：将特制针具的针身用火烧红后，迅速刺入一定部位，给身体局部以灼热性刺激，以治疗疾病的方法。火针具有开门祛邪、以热引热之功，能起到开腠理之门，使壅结的火毒直接外泄，又可温通经脉，助血气运行，给邪以出路，起到通则不痛的作用。火针提高体痛阈，增加免疫功能，促进内源性阿片肽类物质的分泌而产生镇痛作用。

需要注意的是，糖尿病患者、瘢痕体质或过敏体质者慎用；孕妇、血压较高且情绪紧张者、恶性肿瘤患者、大失血或凝血机制障碍的患者、一切严重内脏疾病的发作期以及不明原因的肿块部位禁用。身体极度虚弱者，在身体恢复后再施行。选用此法治疗时，患者需要去正规医院就诊，经过专业医生诊疗后根据具体情况选择合适的方法进行治疗，并由医生进行操作。

术后针刺部位的护理：针孔局部若出现微红、灼热、轻度疼痛、瘙痒等症状属正常现象，可不做处理；应注意针孔局部清洁，忌用手搔抓，不宜用油、膏类药物涂抹；当天避免针孔着水。

拔火罐和火针对带状疱疹后遗神经痛是有效的！但需要正规操作，辨证施治。

大夫，拔火罐对我的后遗神经痛有用吗？

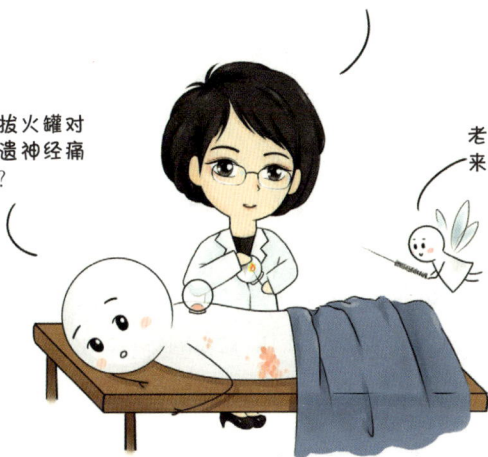

老师！火针取来啦！

❓008

艾灸治疗带状疱疹后遗神经痛如何具体操作？

视频23

　　艾灸可以疏通、调和局部气血，提高机体的免疫力。虽然其疗效在临床有目共睹，但此法不适宜热象重的患者。同时居家使用艾灸治疗需远离易燃易爆物品，治疗结束需完全熄灭艾灸条，谨防火灾风险。

施灸部位。选择疼痛区域边沿多处施灸，一般选择每隔2.5 厘米为一个施灸点。具体为：

❶ 温和灸：将点燃的艾条对准穴位，距皮肤 3~5 厘米进行熏灸，以局部有温热感而无灼伤为宜，至皮肤红晕为度。一般每处灸 5~7 分钟。

❷ 回旋灸：将艾条点燃端先在选定的穴位熏灸，距皮肤3 厘米，至局部有灼热感时，在此距离做平行往复回旋施灸，以局部潮红为度。再配合温和灸温溜、曲池、合谷及血海等穴位。

病灶在颈部可加灸肾俞、天柱；胸背部加灸膈俞、肝俞；腰部加灸肾俞、腰夹脊穴，均取双侧实施温和灸，每穴施灸3~5 分钟。此法不适合易上火者。见图 5-4。

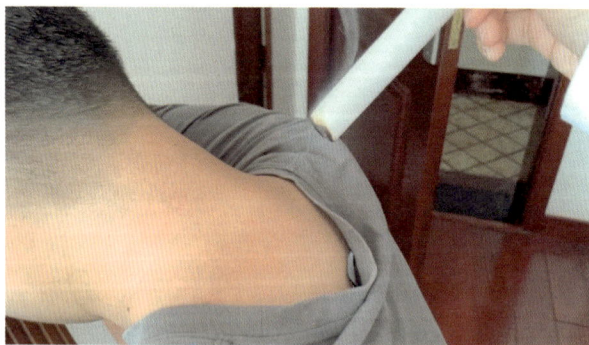

图 5-4　艾灸操作示意图

?009

耳穴治疗带状疱疹后遗神经痛如何具体操作?

❶ 耳穴压丸法：带状疱疹后遗神经痛的患者可以选择单侧耳穴神门、内分泌、肝、胆及皮损的相关区对应的穴位（如额、颞、胸、腹等耳穴）。

视频 24

操作方法：先用 75% 酒精消毒耳郭皮肤，用耳穴贴贴在所选的耳穴上，4~5 天更换 1 次，两耳交替贴穴，每日按压 4~6 次，每次 1 分钟，使耳郭有发热、酸胀痛感即可，不可过重，以防压破皮肤。见图 5-5。

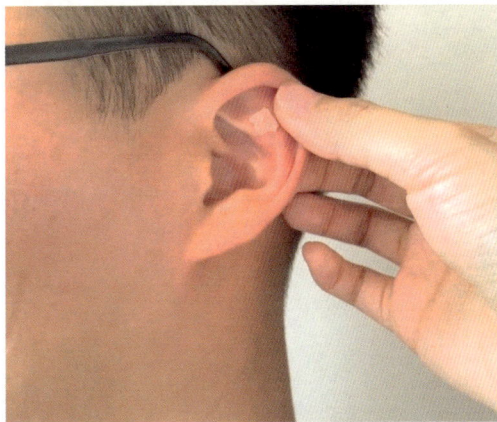

图 5-5　耳穴压丸操作示意图

❷ 耳穴按摩：带状疱疹后遗神经痛的患者可取耳穴的肝、脾、神门、耳尖，以及皮损的相关区的对应穴位（如额、颞、胸、腹等耳穴）。

操作手法：提拉耳尖，用双手拇、食指（示指）夹捏耳郭尖端，向上提揪、捏、揉、摩擦 15~20 次，使局部发热发红。提拉耳垂、耳屏，双手食指放耳屏内侧后，用食指、拇指自内向外提拉，手法由轻到重，牵拉的力量以不感疼痛为限，每次 3~5 分钟。手摩耳轮，双手握空拳，以拇、食二指沿耳轮上下往返推摩，直至耳轮充血发热即可。见图 5-6。

视频 25

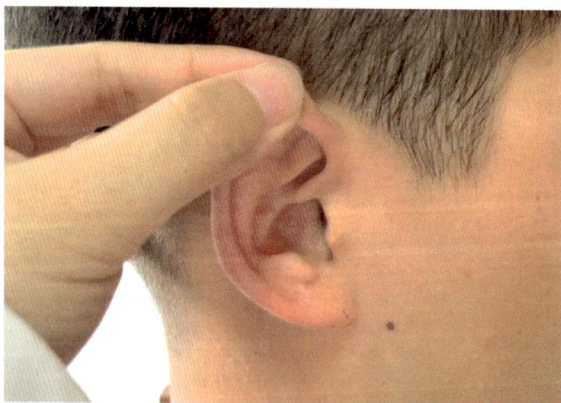

图 5-6　耳穴按摩操作示意图

❓010

穴位按摩治疗带状疱疹后遗神经痛如何具体操作？

　　带状疱疹后遗神经痛的患者可以取合谷、血海、足三里、涌泉、相应的夹脊穴等穴位以及神经疼痛区域，依次使用指按法、揉法，每个手法各操作 5 分钟即可，1 天 2 次，10 天一个疗程。

　　❶ 指按法：用拇指指面或以指端按压穴位，按压方向垂直向下，由轻到重的用力，稳而持续，使刺激感觉充分达到机体深部组织。切忌用迅猛的暴力。按法结束时，不宜突然放松，应逐渐递减按压的力量。

视频 26

　　❷ 掌揉法：以大小鱼际或掌根部着力，手腕放松，以腕关节连同前臂做小幅度的回旋活动。压力轻柔，揉动频率一般每分钟 120~150 次。

视频 27

　　❸ 指揉法：以拇指或中指面或食、中、无名指指面着力。按在穴位上，或一定部位上，做轻柔环转活动。

视频 28

　　上述两种揉法可根据面积大小选择对应方法，切忌施法时既不可在体表造成摩擦，也不可故意在体表有明显向下压的力。

❓011

治疗带状疱疹后遗神经痛的口服代茶饮有哪些常用配方？

❶ 山楂玫瑰茶（气滞血瘀证）：山楂 10g，玫瑰花 10g，用沸水冲泡。

山楂有活血化瘀之功效，加之玫瑰花可行气止痛，共奏活血化瘀、行气止痛之功。见图 5-7。

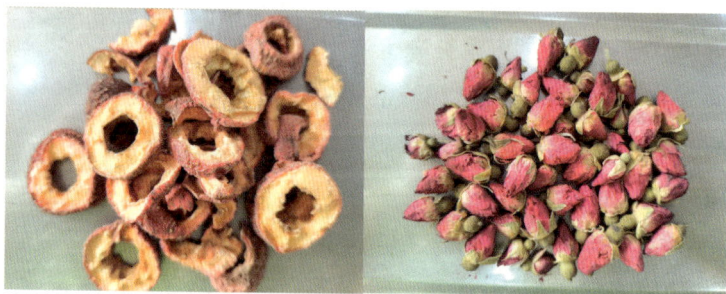

山楂   玫瑰花

图 5-7 山楂、玫瑰花

❷ 川芎红花茶（气滞血瘀证）：川芎 10g，红花 3g，绿茶 6g，冰糖适量，用沸水冲泡（或水煎）成茶。

川芎能活血行气止痛；当归可补血活血、镇静止痛；红花能活血通经、祛瘀止痛；上述中药合用，可活血化瘀、行气止痛。见图 5-8。

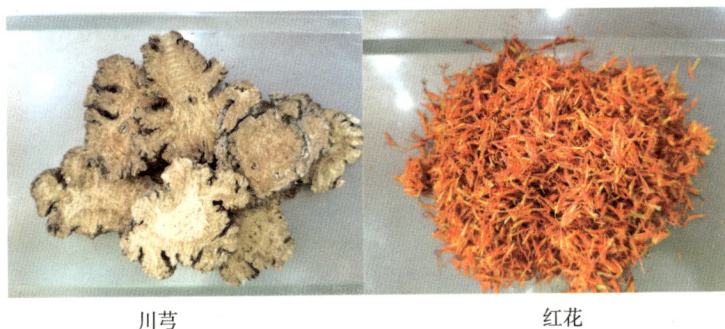

图 5-8 川芎、红花

❸ 芪陈丹参茶（气虚血瘀证）：黄芪 10g，陈皮 3g，丹参 6g，绿茶 6g，用沸水冲泡。气虚乏力症状明显者可加党参或西洋参。

黄芪能补气固表、健脾益气；陈皮可理气健脾；丹参能活血化瘀、安神止痛；诸药合用共奏补气活血、化瘀止痛之功。党参能补中益气，西洋参可益气养阴，提高免疫力，可根据自身情况酌情加上述两味药。见图 5-9。

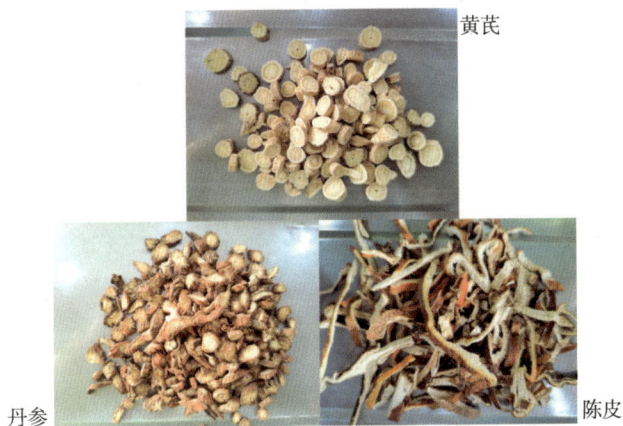

图 5-9 黄芪、丹参、陈皮

❹　参菊陈皮茶（余邪留恋证）：西洋参 5g，野菊花 6g，陈皮 3g，用沸水冲泡。热重者加金银花，湿重者加茯苓。

西洋参可益气养阴，提高免疫力；野菊花可清热平肝；陈皮可理气健脾，诸药合用共奏清热益气之功。金银花有清热之功，茯苓能健脾利湿，可根据自身情况酌情加上述两味中药。见图 5-10。

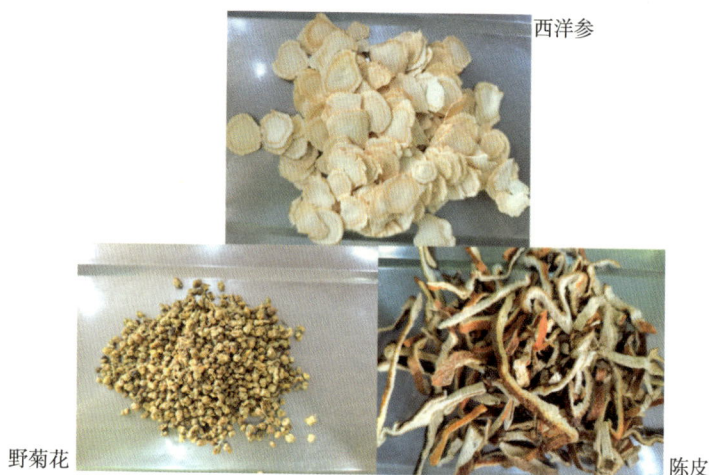

西洋参

野菊花

陈皮

图 5-10　西洋参、野菊花、陈皮

❓012

治疗带状疱疹后遗神经痛的中医食疗方有哪些常用配方？

❶　三七木瓜酒（血瘀证）：带状疱疹后遗症疼痛明显者宜饮三七木瓜酒。三七 15g，木瓜 35g，白酒 500ml，以上食材

一同放入空瓶中加盖密封，浸泡 15 天后即可饮用，每日适量。一般选择 50~60 度的米酒或烧酒，酒的浓度不宜过低，否则有效成分不易浸出，影响效果并且容易变质；酒的浓度过高可亦难析出药材的有效成分。不善饮酒者，可用低度白酒、黄酒和米酒，适当延长但浸出时间即可。

　　三七入肝经，能散瘀定痛；木瓜同样入肝经，可舒经活络；酒有疏经通络、活血止痛等功效，故三七木瓜酒对带状疱疹后遗神经痛血瘀证的患者有较好的疏通经络，活血化瘀止痛的功效。见图 5-11。

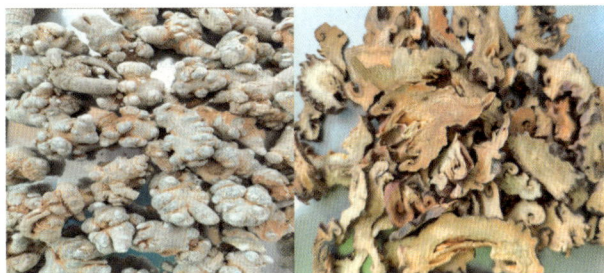

三七　　　　　　　　　　木瓜

图 5-11　三七、木瓜

❷ 豨莶草根炖猪蹄（任何证型均适宜）：带状疱疹疼痛明显者宜食用豨莶草根炖猪蹄。豨莶草根 60g，猪蹄 1 只，黄酒 100ml，以上食材同入砂锅中，加入适量清水，文火炖至猪蹄熟烂即可食用。

　　豨莶草根入肝经，有通利关节经络、解毒的功效，此食疗方可疏通经络，对带状疱疹后遗神经痛的患者尤为适宜，并且还能补充营养，增强免疫力。见图 5-12。

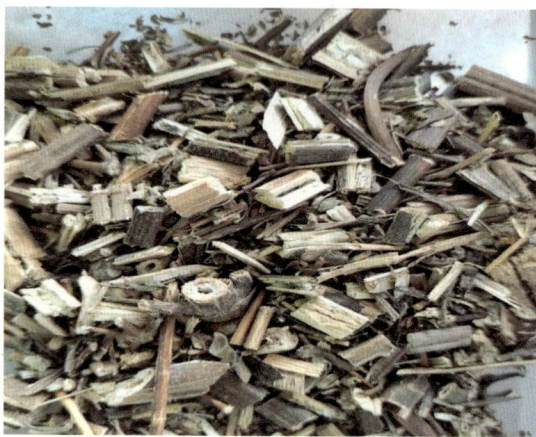

图 5-12　豨莶草

❸ 当归陈皮蛋（气滞血瘀证）：当归 10g，陈皮 10g，鸡蛋 1~2 个，加水适量煮至蛋熟，吃蛋饮汤。

当归有补血、活血、止痛的功效；陈皮可理气健脾，两味中药共奏活血止痛之功，适宜带状疱疹后遗神经痛气滞血瘀的患者。见图 5-13。

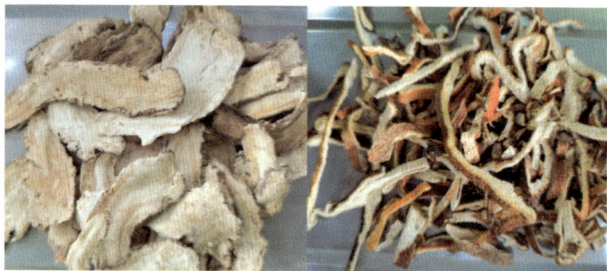

当归　　　　　　　　　　陈皮

图 5-13　当归、陈皮

❹ 参芪母鸡汤（气虚血瘀证）：母鸡 1 只，党参、黄芪、当归各 20g，将上述两个中药放入鸡腹中，隔水蒸熟，加适宜

调料即可，吃鸡喝汤。

当归能补血活血；黄芪可补气固表、益气健脾；党参有益气活血之功；鸡肉性平能滋阳补血，诸药合用，可益气补血、活血，适宜带状疱疹后遗神经痛气虚血瘀的患者食用。见图 5-14。

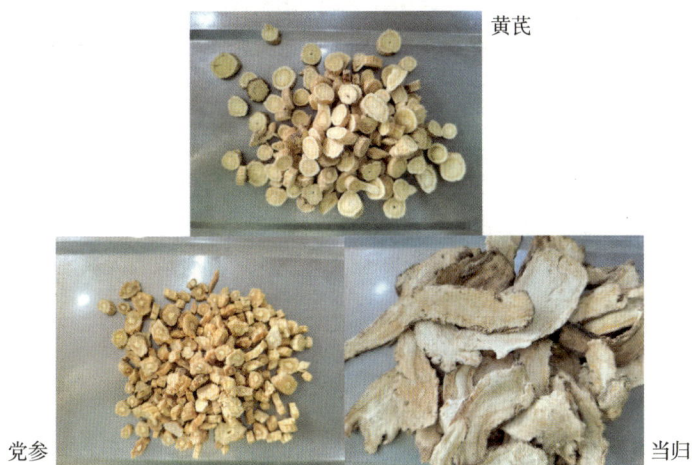

图 5-14　黄芪、党参、当归

❺ 茵陈绿豆粥（余邪留恋证 – 热重证）：茵陈 30g，绿豆 40g，粳米 100g；先将茵陈入锅，加适量水，水煎取汁。再用该汁水与绿豆、粳米共煮成粥，适量白糖调味即可。每日 2 次。

茵陈有清热化湿的功效；粳米有益气、生津、和中之功；绿豆能清热；白糖可补中益气、缓急止痛，诸药合用共奏清热、益气、和胃之功。见图 5-15。

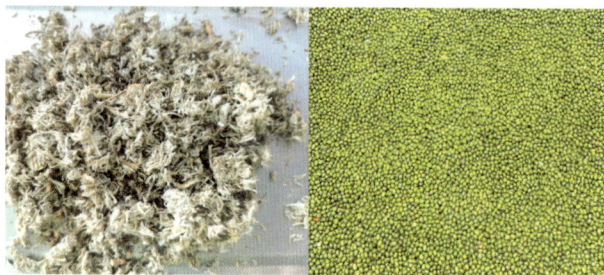

茵陈　　　　　　　　　　　绿豆

图 5–15　茵陈、绿豆

6 薏苡仁粥（余邪留恋证 – 湿重证）：薏苡仁 30~60g，粳米 100g；将粳米和薏苡仁入锅，加入适量清水，煮成稀粥，适当冰糖调味后即可食用。每日 2 次。

薏苡仁能健脾止泻、利水渗湿，脾虚湿重的患者尤为适宜。湿气重者还可加陈皮 15g，本药有理气健脾、燥湿化痰的功效，共奏祛湿健脾之功。见图 5–16。

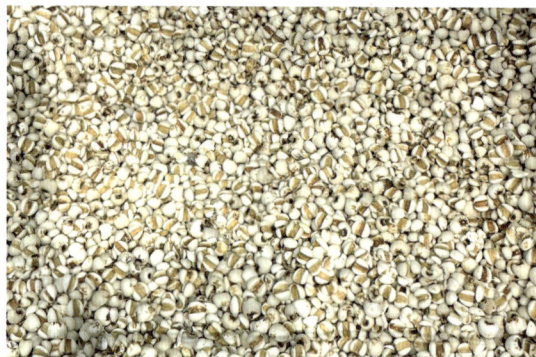

图 5–16　薏苡仁

❓013

不同部位的带状疱疹后遗神经痛的治疗有区别吗？

　　水痘－带状疱疹病毒侵犯人体的部位、程度以及炎症变化范围不同，会出现带状疱疹的特殊类型及表现，而不同部位遗留疼痛的概率和痛感程度不同，因此在治疗不同部位的带状疱疹后遗神经痛时需要进行针对性治疗。发生于四肢、躯干部位的带状疱疹后遗神经痛采取常规的镇痛、营养神经或针灸治疗即可，疼痛较重的患者可联合刺络拔罐或梅花针叩刺。其他特殊部位的需要根据具体情况制定治疗方案。以发生于头面部的耳带状疱疹为例，这类带状疱疹后遗神经痛因发生于神经丰富的部位，疼痛感受一般较为强烈，且有可能发生面瘫、神经性耳聋、眩晕及平衡失调等并发症，在治疗时除常规药物治疗，还可以使用激素类药物、局部抗生素等，中医对面瘫、神经性耳聋的疗效良好，治疗时常用方法有针灸、耳穴压豆、耳穴锨针、穴位注射等。

?014

带状疱疹后遗神经痛吃抗病毒药还有用吗？

视频 29

　　没有用。引起带状疱疹的水痘－带状疱疹病毒直接影响人体神经系统，感染该病毒后神经纤维会受到损伤，所以当皮疹痊愈，出现带状疱疹后遗神经痛时，神经系统已经发生了病理性改变，而且少数未被完全清除的水痘－带状疱疹病毒只会潜伏在神经中，在免疫力低下、伴发肿瘤等恶性疾病时才会被再次激活，这时候服用抗病毒药物意义不大。

我的皮疹已经好了，但抗病毒药还没吃完，好浪费呀！

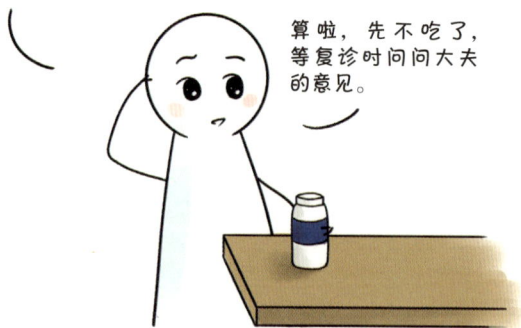

算啦，先不吃了，等复诊时问问大夫的意见。

您请说~

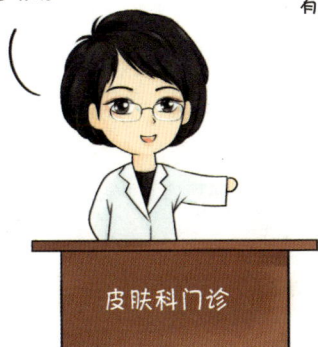

大夫，我来复诊，还有问题想请教~

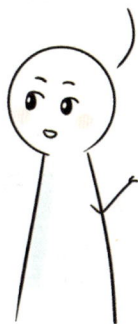

皮肤科门诊

大夫，我现在吃抗病毒药还有用吗？

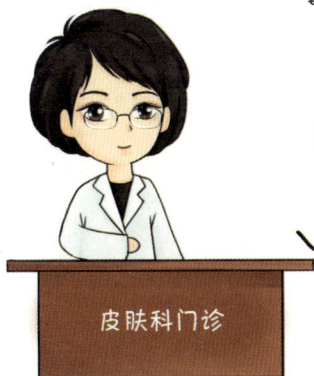

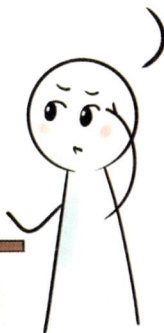

皮肤科门诊

当皮疹已经痊愈，发生后遗神经痛时，进行抗病毒治疗意义不大，所以可以不吃。

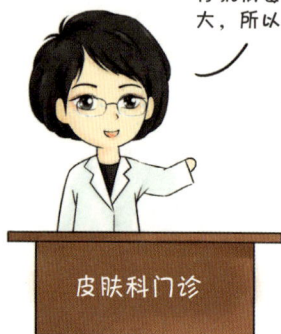

皮肤科门诊

？015

视频 30

带状疱疹后遗神经痛有特效药吗？

没有。部分药物，比如止痛药可以在一定程度上缓解带状疱疹后遗神经痛所带来的痛苦感觉，但是不能彻底治愈。中医治疗对带状疱疹后遗神经痛有很好的效果，可以尝试使用中医药、针灸、功法练习缓解疼痛。

哇哇哇，太痛啦！带状疱疹后遗神经痛有没有特效药啊？查查看！

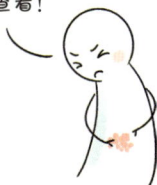

小小带状疱疹后遗神经痛算什么！

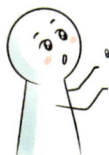

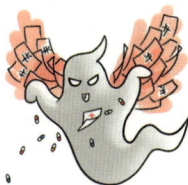

"包治百病！"

这么厉害！买点试试吧！

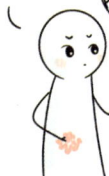

事讯！ PHN特效

不可不信

没有什么改善还是很痛，我不会被骗了吧？

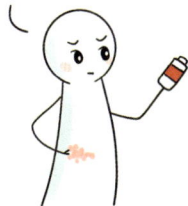

❓ 016

为什么我的带状疱疹后遗神经痛这么难治？

视频 31

　　引起带状疱疹的水痘－带状疱疹病毒直接影响人体神经系统，感染该病毒后神经纤维会受到损伤，而当神经的损害达到一定程度时，修复会变得很困难。大量临床研究表明，年龄是带状疱疹后遗神经痛的危险因素之一，初次感染水痘 – 带状疱疹病毒后，病毒潜伏在人体神经系统中，随着年龄增长、免疫力下降，病毒再次活动，发病的风险也随之加大；另外，带状疱疹的早期症状，包括疼痛程度、疱疹面积，也是影响带状疱疹后遗神经痛的风险因素。

中医认为，诱发带状疱疹的主要病因有劳累、情绪等，情志不畅引发肝气郁结，久而化火；或过于劳累伤及脾脏，脾失健运而蕴湿化热，又外感毒邪，内外之邪合并导致经络不畅、局部气血瘀滞，不通则痛。

由此可见，诱发带状疱疹后遗神经痛的风险因素不仅多，而且非常常见，在抗病毒治疗不及时的情况下和免疫力低下人群中治疗难度会增加。如果患者在带状疱疹发病之初即按医嘱足量服用抗病毒、营养神经药物，带状疱疹后遗神经痛仍持续不好转，应当去医院排查是否合并其他免疫类疾病。

大夫，为什么我的病治不好啊？

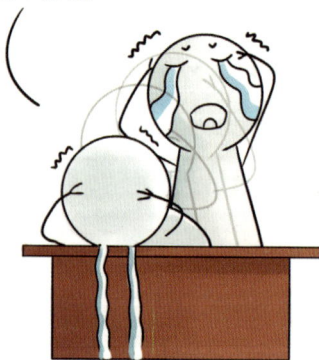

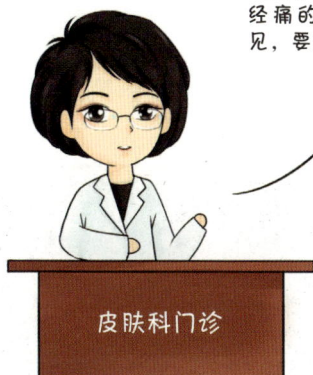

诱发带状疱疹后遗神经痛的原因多且常见，要坚持治疗呀～

❓017

视频 32

顽固性带状疱疹后遗神经痛该怎么办？

务必选择正规机构进行治疗，正规医疗机构的皮肤科、疼痛科或针灸科等科室治疗带状疱疹神经痛经验丰富，通过选择合适的镇痛药物及营养神经药物可以有效缓解病痛。如果药物治疗效果一般，也可以选用微创介入、中医药、针灸、功法练习、物理康复等方式进行治疗，其中一些方法患者自己也可以进行操作，如穴位按摩，可以选取合谷穴、太阳穴、后溪穴等进行穴位按摩；艾灸法，可以用艾条沿发病侧神经节相对应的夹脊穴上下进行熏灸，或在疼痛区域取阿是穴并以其为中

心向周围灸，以局部皮肤潮红、舒适、湿热无痛为度，每天 1
次；功法练习，如八段锦、太极拳等，有助于提高身体素质，
促进恢复。除此之外，患者教育与心理干预也是治疗带状疱疹
后遗神经痛的良好手段。

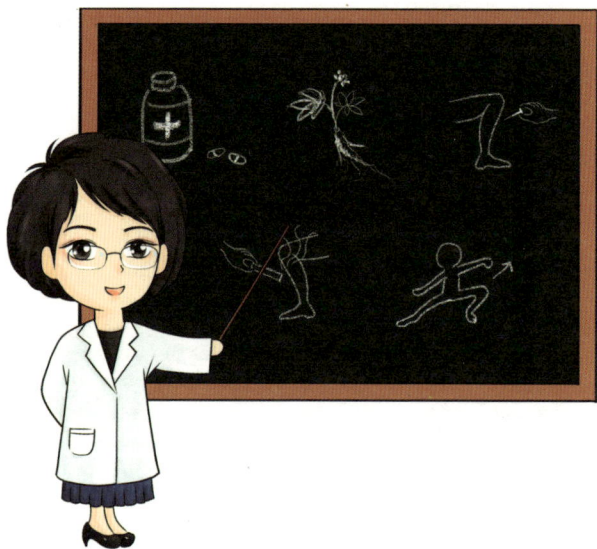

018

老年患者的顽固性带状疱疹后遗神经痛怎么办？

视频 33

　　老年患者往往存在合并其他基础疾病、肝肾功能差的问
题，因此治疗带状疱疹后遗神经痛老年患者时，应针对老年人

群生理特点，有针对性地制定合理、有效、适度的治疗方案，重视合并症，如糖尿病、高血压和冠心病等疾病的治疗，尽量不使用创伤较大的治疗技术。同时应加强患者教育，使老年患者增强对带状疱疹后遗神经痛的认识，坚持正规治疗以防复发。加强客观定性和定量评估、持续随访长期疗效和治疗后的其他变化。

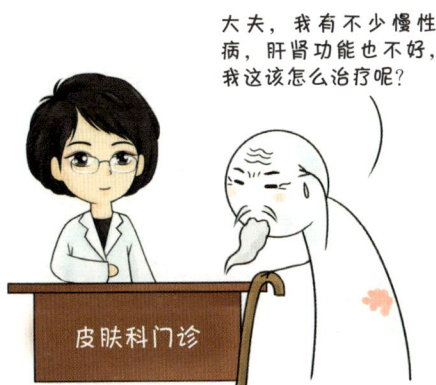

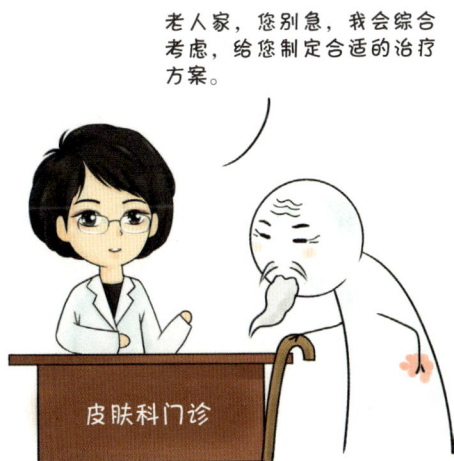

019

带状疱疹后遗神经痛吃止痛药有用吗？

1 止痛治疗的目的

《带状疱疹后神经痛中国专家诊疗共识》中提到，带状疱疹后遗神经痛的定义为带状疱疹皮疹愈合后持续 1 个月及以上的疼痛。带状疱疹后遗神经痛的疼痛性质多种，可为灼烧样、点击样、刀割样、针刺样或撕裂样，可以一种为主，也可多种并存。过于强烈的疼痛会给身体带来极大伤害，长期的疼痛可能加重中老年人原来就存在的高血压、冠心病、糖尿病或抑郁症，严重影响患者的生活。针对性的止痛治疗不仅能够缓解患者身体上的痛苦，而且可以提高患者的生命质量，甚至挽救患者的生命。

2 什么情况下需要镇痛治疗

疼痛是一种非常主观的感受，影响疼痛表达的因素很多，同一个人在不同时间或者不同人在患同一疾病时的疼痛感受都会有很大差异。临床上进行疼痛评估的方法有很多，简要介绍以下几种。

❶ 主观疼痛评估工具。主要包括视觉模糊评分法（VAS）、疼痛数字评分量表（NRS）和 McGill 疼痛问卷（MPQ）。视觉模糊评分法以一条 10 厘米的线表示从"无痛苦"到"可想象

的最糟糕的疼痛"代表疼痛的不同程度，患者在线上标记来表示自己的疼痛强度。数字评分量表则将疼痛程度用 0~10 的 11 个数字表示，0 表示"无痛"，10 表示"最剧烈的疼痛"，由患者根据疼痛感受说出自己的疼痛评估数字。McGill 疼痛问卷在 2013 由中国研究者开发出中文简版 McGill 疼痛问卷 –2（SF–MPQ–2），该问卷除了能反应出患者的疼痛程度外，还能多维度地反应出疼痛的性质、伴随的情绪问题以及有无伴随瘙痒、麻木等异常感觉，研究证实该问卷具较好的信效度，可用于帮助临床评估、诊断、制订治疗方案。

❷ 客观疼痛评估工具。近年来，痛知觉定量分析仪是带状疱疹后遗神经痛疼痛评估的常用客观评估工具。应用该仪器时，需要将电极片贴在带状疱疹区最痛点、最痛点镜像处及左前臂尺侧后进行测量，测出电流值后根据公式计算出实际疼痛程度。该仪器相对客观、准确，是可靠的疼痛评估工具。

3 带状疱疹后遗神经痛常用药

用于带状疱疹后遗神经痛的止痛药有离子通道阻滞剂、三环类抑郁药物、5- 羟色胺和去甲肾上腺素再摄取抑制剂，或曲马多、阿片类药物等。

❶ 离子通道阻滞剂：包括钙离子通道阻滞剂和钠离子通道阻滞剂。前者代表药物有加巴喷丁和普瑞巴林，后者的代表药物有利多卡因，可以通过静脉注射、鞘内注射或者透皮吸收等多种途径给药，尤以透皮贴剂的形式最为常见。

❷ 三环类抗抑郁药物：包括多塞平、阿米替林等。该类药物与离子通道阻滞剂联用可发挥协同作用，且不需要考虑患者是否伴有焦虑抑郁状态。

❸ 5- 羟色胺（5–HT）和去甲肾上腺素再摄取抑制剂：代表药物为度洛西汀和文拉法辛，它们通过抑制疼痛的神经传导产生镇痛作用。

❹ 曲马多：曲马多能够同时作用于人体内多种受体以起到镇痛效果，可显著缓解烧灼痛、针刺痛及痛觉超敏现象，但对闪电样、刀割样疼痛效果不明显，其疗效弱于强阿片类药物，而耐受性优于强阿片类药物。不良反应与剂量相关，包括恶心、呕吐、头晕、便秘、尿潴留、嗜睡和头痛等，因此应遵循低剂量开始，缓慢逐渐加量的原则，并注意选择控释或缓释剂型。

❺ 阿片类药物：阿片类镇痛药可以有效治疗带状疱疹后遗神经痛引起的烧灼痛、针刺痛及痛觉超敏，考虑到误用、滥用及耐药风险，不推荐带状疱疹早期使用，当患者出现非阿片类镇痛药物无法控制的中重度疼痛时可酌情考虑该药物，但是要注意成瘾性。

❓020

带状疱疹后遗神经痛吃止痛药会上瘾吗？

视频 34

　　止痛药的种类很多，作用机制各不相同，部分止痛药会有一定的上瘾风险，但在医生的指导下正规使用该风险会大大降低，比如阿片类药物。临床研究表明阿片类镇痛药可以有效治疗带状疱疹后遗神经痛引起的烧灼痛、针刺痛及痛觉超敏，考虑到误用、滥用的风险及耐药的产生，阿片类镇痛药只作为二线治疗药物，且应当在恰当的治疗目标和密切监测下处方，并严格选择控缓释剂型，自小剂量开始治疗，定期评估疗效和安全性，一旦治疗无效，应立即停药，一般使用不超过 8 周。

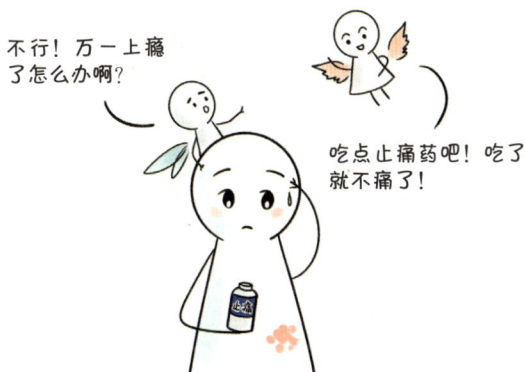

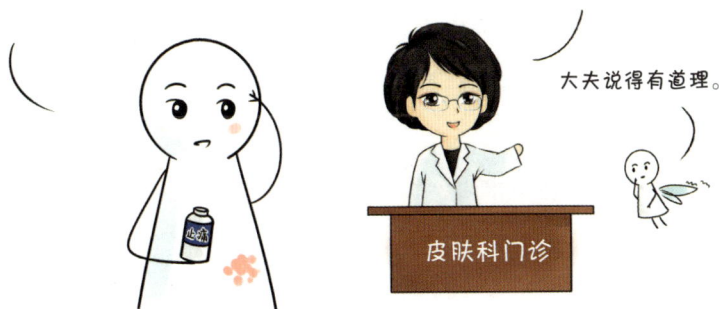

❓021

中药可以止痛吗?

视频 35

中医药是我国劳动人民几千年来在与疾病作斗争的过程中，通过不断的实践与探索形成的宝贵财富，自然有许多可以用于止痛的中药，中药虽然不像西药一样直接从分子层面作用止痛，但是可以通过复合作用止痛，如附子、吴茱萸、高良姜可散寒止痛，木香、乌药可行气止痛，牡蛎、海螵蛸可制酸止痛等。如果寻求带状疱疹后遗神经痛的中医药治疗，中医生会根据患者个人具体情况，四诊合参开具方剂。

❓022

带状疱疹后遗神经痛吃了这种止痛药不再管用了怎么办?

视频 36

止痛药的种类很多，作用机制也不相同，某种止痛药如果效果不佳，可以考虑在医生的指导下增减药量或者更换其他止痛药物。比如治疗带状疱疹后遗神经痛的一线药物如离子通道阻滞剂、三环类抗抑郁药物使用小剂量效果不佳，可以结合实际情况增加药量，或考虑使用曲马多、阿片类药物，也可以尝试针灸、中医药进行治疗。

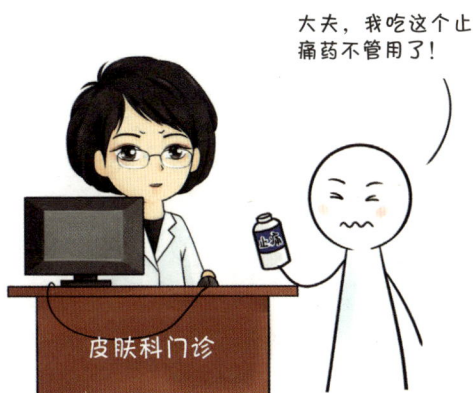

大夫，我吃这个止痛药不管用了！

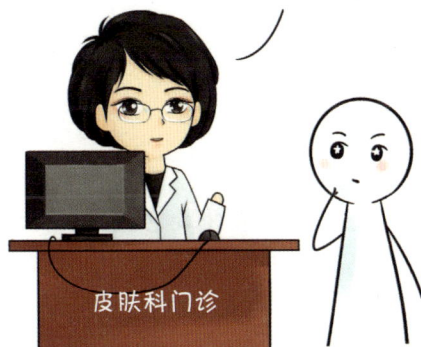

别担心！我给你换一种药。

❓ 023

营养神经类药物对于带状疱疹后遗神经痛的恢复有帮助吗？

视频 37

营养神经类药物，如 B 族维生素、胞磷胆碱钠等可以有效促进细胞内物质的合成，进而帮助病损区周围神经的修复，对于带状疱疹后遗神经痛的恢复有很大帮助，配合镇痛药物使用效果良好，因而临床上带状疱疹后遗神经痛需要长期维持营养神经药物的使用。

❓ 024

带状疱疹后遗神经痛的治疗药物对肝、肾功能有影响吗？

治疗带状疱疹后遗症的药物主要通过肝脏代谢，部分通过肾脏代谢，因此如果患者肝、肾功能不全的话，药物选择还需慎重，但对于一些无其他基础疾病，肝、肾功能正常的患者，只要在医生的指导下按疗程、按量服用，科学用药，定期检查肝、肾功能，如出现转氨酶升高或肌酐升高等情况时立即停药，一般不会对肝、肾功能造成不可逆损伤。

表 5-1　带状疱疹后神经痛治疗药物对肝肾功能的影响

	肝功能	肾功能
普瑞巴林	大剂量（每天 900mg）用药偶见肝脏功能一过性轻度受影响	合用噻唑烷二酮类抗糖尿病药如吡格列酮等发生体重增加和周围性水肿的风险增加，所以合用时应慎重
加巴喷丁	极少发生肝功能受损	肾功能损害的患者慎用
阿米替林	偶见肝损伤，严重肝功能不全者慎用	有报道偶有加重糖尿病症状，严重肾功能不全者慎用
利多卡因	由于在肝病患者中此药的半衰期较长，所以患有肝脏疾病的患者，应减少利多卡因的用量。肝功能障碍患者、肝功能严重不全患者禁用	肾功能障碍患者禁用
曲马多	肝肾功能不全者酌情减量或慎用	肝肾功能不全者酌情减量或慎用

❓025

痛到失眠怎么办？

1 服用镇痛镇静药物

　　服用二线治疗药物如阿片类镇痛药等，常用药物有吗啡、羟考酮和芬太尼等。但阿片类止痛药需要在医生的处方下开具，且容易出现药物依赖、便秘、恶心、呕吐、呼吸抑制等不良反应，所以一般是不推荐带状疱疹后遗神经痛的患者常规使用的。如果疼痛剧烈，必须要使用，则要严格遵医嘱执行，注意用量。

2 穴位按摩

选取夹脊穴进行穴位按摩，每日 2 次，每次约 10 分钟，可有效缓解疼痛状况、改善睡眠情况。

夹脊穴：脊柱区，第 1 胸椎到第 5 腰椎下两侧，都位于后背中线两侧 0.5 寸的位置，每一侧都有 17 个穴位。按摩、艾灸都十分适合。见图 5-17。

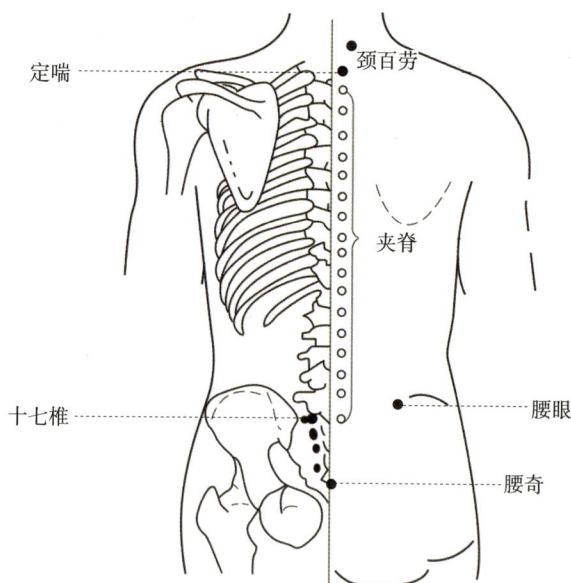

图 5-17 夹脊穴穴位图

3 灸法

沿发病侧神经节相对应的夹脊穴上下进行熏灸，在疼痛区域取阿是穴并以其为中心向周围灸，以局部皮肤潮红、舒适、湿热无痛为度，每天 1 次。

4 中药泡洗

选取桂枝、红花、赤芍、干姜、黄柏、三棱等中药，水煎成 150ml 浓缩液袋装备用，于每晚临睡前倒入 2500~3000ml 温水中，保持水温 40~50℃，使双足在药液中搓洗，每次 20~30 分钟。

5 刮痧与闪罐

刮痧配合闪罐可以改善焦虑及抑郁的不良情绪，促进睡眠。

❓ 026

出现带状疱疹后遗神经痛可以采用中西医结合方法治疗吗？

带状疱疹后遗神经痛的治疗可采用中西医结合的方法。西医治疗以药物镇痛为主，三环类抗抑郁药是各阶段疼痛的核心选择，抗癫痫药物（如加巴喷丁、普瑞巴林）可协同增强止痛效果，作为慢性疼痛的基础用药。

中医治疗注重外治法，针刺常选取夹脊穴和阿是穴为主穴，并根据证型配穴：肝胆湿热证配太冲、阳陵泉等，脾虚湿盛证配足三里、三阴交，实热证配合谷、曲池以增强疗效。见图5-18。此外，刺络放血通过局部疱疹间隙或阿是穴放血，可加速清除致痛物质，缓解疼痛及炎症反应。见图5-19。

中西医结合既能控制症状，又可针对病因调节机体状态。

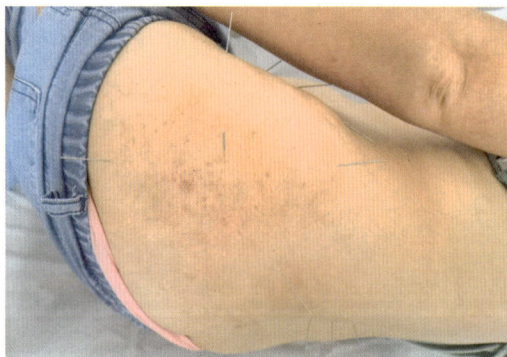

图5-18　针刺腰夹脊及围刺皮损部位治疗带状疱疹后遗神经痛

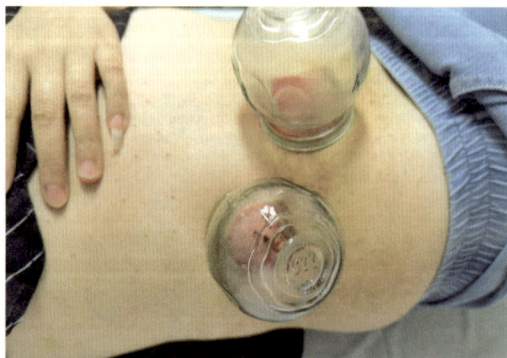

图5-19　带状疱疹后遗神经痛皮损部分刺络拔罐

❓027

带状疱疹后遗神经痛治疗过程中不痛时还需要继续吃药吗？

带状疱疹后遗神经痛治疗期间，所使用的药物主要是以下几类：止痛药、营养神经药物以及医生根据患者当下的身体状态施用的中药汤剂或者中成药。

❶ 止痛药：如果是在使用一线治疗药物止痛，比如说普瑞巴林或者加巴喷丁等，不能立即停药，需要缓慢减量；如果是使用二线治疗药物止痛，比如吗啡、羟考酮和芬太尼等，一般是不推荐带状疱疹后遗神经痛的患者常规使用的，当疼痛缓解以后可以停药。

❷ 营养神经药：如果是在服用甲钴胺片等营养神经药物，可以继续服用，并且长期服用对于抑制后遗神经痛的复发也十分有利。

❸ 中药汤剂或中成药：如果是在服用医生开具的中药汤剂或者中成药，则需要医生根据患者整体身体状况，选择是否继续服药巩固治疗。

总之，带状疱疹后遗神经痛的治疗原则是尽早、足量、足疗程及联合治疗。许多患者的治疗是一个长期持续的过程，药物治疗是基础，应使用有效剂量的推荐药物，药物有效缓解疼痛后应避免立即停药，仍要维持治疗至少 2 周。

带状疱疹后遗神经痛要足量、足疗程用
药治疗，不可以随便停药哦！

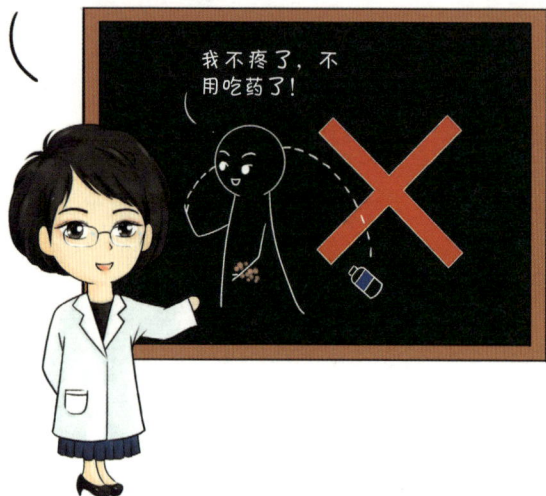

?028

带状疱疹后遗神经痛治愈后还会复发吗？

　　现在已经发表的观察带状疱疹后遗神经痛治愈后复发情况的研究较少，但是它们的结果均反应出：只要经过合适的治疗，完全治愈后其实复发率是很低的，如果治疗方式不得当，疼痛得不到完全治愈，则会出现反复发作的情况。但偶尔也会有少部分患者完全治愈后，在遇到天气骤变或者感冒受凉后感受到轻微疼痛。所以日常的护理有一定的必要性，也就是上文提到的对于疼痛部位的常规护理、特殊护理以及饮食忌口等。

？029

中医讲"不通则痛"，后遗神经痛阶段可以自己选择活血中药口服吗？

不建议。中医方面有研究表明出年龄、热毒、湿邪、气虚、脾虚、瘀血等多种因素均是后遗神经痛发生的危险因素；后遗神经痛的发病证型有气滞血瘀证、气虚血瘀证、余邪留恋证等多种不同的证型，也就是说虽然都是后遗神经痛，但是由于中医遣方用药有着因人而异的特点，所以对于不同证型、不同体质发生后遗神经痛的患者，适合的中药方剂也是不同的，现下被用于治疗后遗神经痛的方药有很多，比如血府逐瘀汤、小柴胡汤等，具体什么中药更适合您，建议去正规医院就诊，遵循医生的医嘱服用方药。

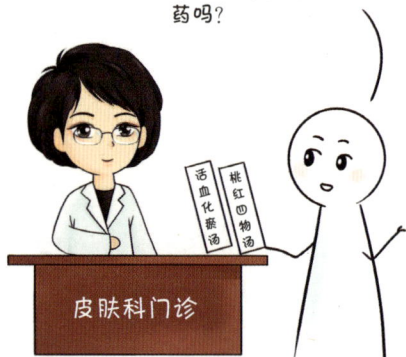

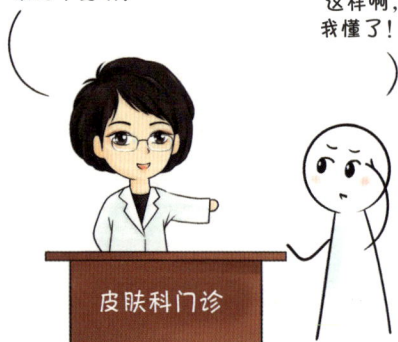

❓030

提高免疫力的针剂或药物对于带状疱疹后遗神经痛的恢复有用吗？

免疫增强药（此处主要指西药）是一类能增强机体免疫功能的药物，主要用于难治性的细菌或病毒感染、肿瘤的辅助治疗和免疫缺陷病治疗等。临床上已经有部分医生运用转移因子（免疫增强药的一类）、干扰素（免疫增强药的一类）联合中成药等方法治疗带状疱疹后遗神经痛并且产生了一定的疗效。但是具体采用什么治疗方式请您遵循就诊医生的医嘱，切勿自行使用。

❓031

日常生活中怎么护理疼痛部位？

视频 38

❶ 常规护理：尤其注意对患处皮肤的保护，穿着宽松、棉质衣物，禁止挤压，每日清洁皮肤，确保居所以及皮肤创面干净，严禁抓挠患处。无论疼痛程度如何，都需要进行这些基本的护理。

❷ 根据疼痛程度采取不同的护理方式，如果患处疼痛比

较严重的话，难以触碰时不必强施需要接触患处的护理方式，可先适当服用镇痛药物缓解患处疼痛，例如普瑞巴林、曲马多、加巴喷丁等；如果患处疼痛缓解，触碰不会产生过度的疼痛不适感时，可以采用轻轻按摩患处或其周围，放松肌肉，或热敷疼痛部位等方式。

❓ 032

带状疱疹后遗神经痛患者需要心理疏导吗？

因为带状疱疹后神经疼痛明显，大部分患者通常伴有躁动、焦虑等负面情绪，对患者精神造成严重影响进而影响到生活质量。同时患者产生的焦虑、抑郁等不良情绪又会影响患者应对带状疱疹后遗神经痛的能力，故患者焦虑、抑郁程度越重，患者发生带状疱疹后遗神经痛的风险越高。从中医角度来看，中医认为"不通则痛"，而带状疱疹后遗神经痛很主要的一点发病因素就是"气滞血瘀"，情志的不畅是导致气滞血瘀的一个重要原因。

所以患者是很需要心理疏导的。患者可以尝试多与医护或专业人员接触、沟通，增加对带状疱疹后遗神经痛的正确认知，或深呼吸放松全身，或是在疼痛时采用气功、瑜伽、坐禅、听音乐等方式降低敏感性以及对于疼痛的关注度，以此改善自身的不良情绪。

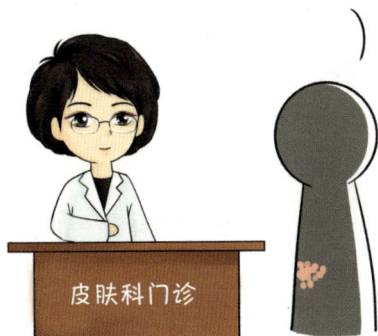

大夫，我最近很痛，心情也很差，很焦虑，工作都受影响了。

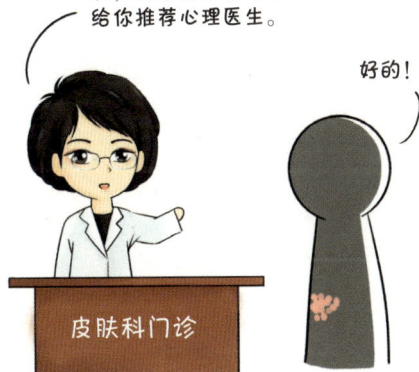

来，咱们好好聊一聊，如果有必要可以给你推荐心理医生。

好的！

033

带状疱疹后遗神经痛饮食需要注意吗？

带状疱疹后遗神经痛的患者，需要忌口，禁食酒类和海产品。日常饮食应注意，以易消化吸收、高营养、低油脂的食物为主，刺激性食物尽量少食或不食。免疫力低下的人易患带状疱疹，建议多食瘦肉、牛奶等含优质蛋白的食物，以提高机体的免疫力。

034

治疗期间需要忌口哪些食物？

治疗期间要注意少食用辛辣油腻生冷食物，见表5-2。

表5-2　辛辣油腻生冷食物

食物种类	具体食物
辛辣	有强烈刺激性气或味的食物，如葱、姜、蒜、韭菜、辣椒、花椒、胡椒及含酒精类等
油腻	脂肪以及胆固醇含量高的食品，如油炸食品、含动物脂肪多的肉类等
生冷	生物以及凉物，如生冷蔬菜、肉类、瓜果类、冰饮等

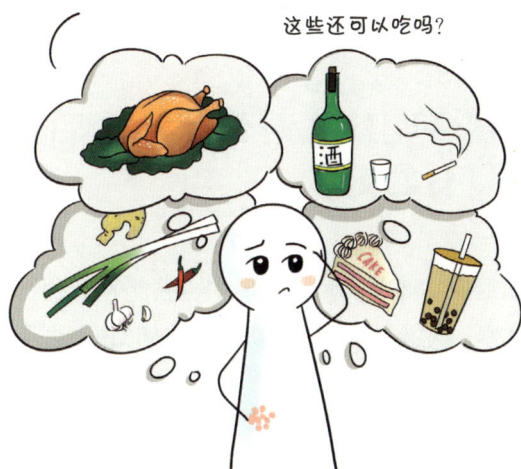

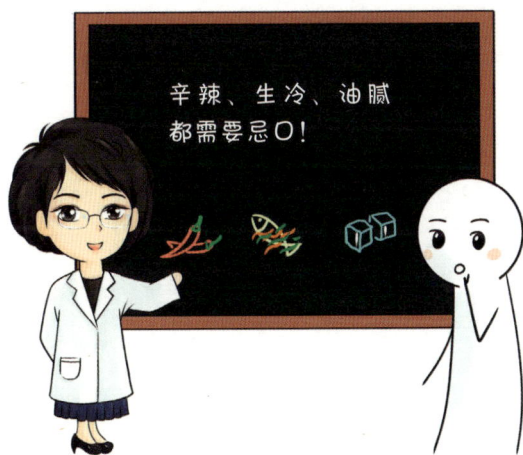

?035

日常饮食多吃什么对带状疱疹后遗神经痛的恢复有好处？

对于后遗神经痛的患者，应当以补充营养为主要目标。增加低脂、高维生素、高蛋白及易消化食物的摄入以提高自身免疫能力，包括各种蔬菜、鸡肉、牛奶、豆类、羊肉等等。

由于维生素 B_{12} 具有营养神经的作用，所以也可以多摄入富含维生素 B_{12} 的食物，具体见表 5-3。

表 5-3　富含维生素 B_{12} 的食物

食物种类	具体食物
畜牧或家禽类	猪肉、牛羊肉、鸡鸭肉及其内脏等
水产品类（主要是双壳类以及海产品）	带鱼、罗非鱼、扇贝、牡蛎等
蛋类	鸡蛋、鸭蛋、鹅蛋、鹌鹑蛋等

日常多吃什么有助于带状疱疹后遗神经痛的恢复?

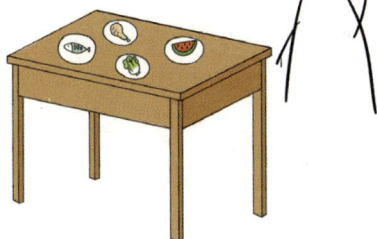

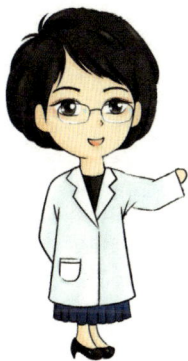

可以增加低脂、高维生素、高蛋白及易消化食物的摄入以提高自身免疫力。

第六章

带状疱疹后遗神经痛功法练习

八段锦

五禽戏

六字诀

五行掌

保健功

❓001

八段锦

八段锦是以调身为主，由古代导引术总结发展而成的一套传统养生功法。古人称上等丝品为锦，此功法分为八段，故名八段锦。我们选取几个具有活血化瘀功效的术式，以助于患者缓解带状疱疹后遗神经痛。

1 双手托天理三焦

全身放松，两脚分开与肩膀同宽，舌头抵住上腭，用鼻子吸气，用嘴呼气。双手由小腹处向前伸，手心向下向外画弧，转手向上，双手手指

视频 39

交叉。吸气，集中注意力，使整体的精气下沉到丹田（丹田即脐下 3 寸），吸气的同时，双手缓慢上举过头顶，双臂伸直，仰头看向手背，脚后跟跷起，保持片刻后呼气，呼气的同时，脚后跟放下着地，双臂下垂，双掌下按，全身放松，恢复起始动作。如此反复 6~8 次。

此势可疏利三焦以及脾胃的气机，促进血液循环，适用于带状疱疹后遗神经痛气滞血瘀证、气虚血瘀证的恢复。此外，该势可对肩背、腰部的气机得到调理，对于肩背部、腰部的带状疱疹后遗神经痛都有很好的康复效果。

2 两手攀足固肾腰

放松站立，两手叉腰，四指按腰部双侧肾俞穴。吸气的同时上身向后仰，注意不要后仰太过。然后呼气的同时上身向前俯，两手沿足太阳膀胱经慢慢下至足跟，再向前摸足尖，将精力集中于涌泉穴，稍停片刻，再吸气，缓慢直腰，双手提至腰部两侧叉腰，将精力集中于命门穴。如此反复 6~8 次。

此势重点在腰部，对于腰部带状疱疹后遗神经痛具有良好效果。

3 背后七颠百病消

两脚打开，两脚的间距稍宽于肩，保持松弛、安静、自然放松的状态，集中注意力，调整呼吸节律，舌头抵住上腭，使整体的精气下沉到丹田，用鼻子吸气，嘴巴呼气。两只手从小腹向前移动使前臂伸展，双手手心向下，双手向外向下移动，顺势转动前臂使双手手掌心向上，双手向中部靠拢，双手十指交叉放置于小腹前方；跟着呼吸的节律，吸气时，慢慢地屈肘，同时，交叉的双手沿着任脉（即前正中线）向上移动（这个过程双上肢整体上移），使肘、腕与肩相平（此时掌心向内），翻掌使掌心向外，双手向上移动至头顶部，然后双手上抬使双臂伸直，此时抬头，双眼看向手背，保持此状态（约 5 秒左右）。跟随呼吸节律，呼气时，松开交叉的双手，双手向外向下画弧，落点于小腹前，十指交叉，使掌心向上，恢复到起势时的状态。稍稍站立休息片刻，再按照上述重复操作 6~8 遍。

此势可使邪气从涌泉排除，广泛适用于各种类型的带状疱疹后遗神经痛。

❓002

五禽戏

五禽戏是仿效虎、鹿、熊、猿、鸟五种禽兽的动作编创而成的气功功法。五禽戏强调动静相兼，刚柔并济，坚持练习，能起到通行气血、强身健体的功效，适用于各种类型的带状疱疹后遗神经痛患者，还可根据辨证选取相应的功法进行辨证施功练习。

1 熊戏

预备式： 两脚跟靠拢并齐，两脚尖向外分开约60度，保持立正姿势，整体放松，保持平静的状态，两臂自然下垂，两眼平视前方。

视频42

功法操作： 重心右移，右腿膝盖微弯曲，左脚收至右脚内侧，左脚尖点地，同时双臂向上提起与肩同高，肘关节屈曲置于两胁，腕关节屈曲上抬至肩关节高度，五指自然下垂，如懒熊出巢。左脚向左前方迈出一步，脚跟先着地，然后重心前移变成左弓步的姿势，左肩向前下方下沉，身体随重心前倾后由右至左晃动两圈，重心再向后移到右腿上，把左脚收回然后双脚踏实站立。提起右脚，右脚尖点在左脚内侧。然后右脚向右前方迈步，与之前操作相同，反方向再做一次。一左一右是1次，建议做6次。

在练功中存想自己在模仿熊的姿态，像厚实沉重的熊行进一样缓慢沉稳，靠肩的晃动带动肩、肘、腕、髋、膝、踝甚至内脏等得到锻炼，同时配合自然深长的呼吸。

应用：本节功法五行属土，与长夏相应，对应脏腑为脾，具有增强脾胃功能及四肢关节活动的作用。适用于气滞血瘀证、气虚血瘀证、余邪留恋证的带状疱疹后遗神经痛患者。

2 虎戏

预备式：两脚跟靠拢并齐，两脚尖向外分开约60度，保持立正姿势，整体放松，保持平静的状态，两臂自然下垂，两眼平视前方。

视频43

功法操作：两腿屈膝并往下蹲，身体的重心移动至右腿，左脚虚部，左脚掌点地，脚跟翘起，靠于右脚内踝处；同时，两掌变拳，两拳上移至于腰的两侧，拳心向上，双眼看向左前方。左脚向左前方斜进一步，右脚随之向前跟进半步，重心移至右腿，左脚同上，虚步点地；同时，两拳沿胸部向上抬，拳心方向由上转变为向后，抬至口的正前方距离两拳处，打开双手，掌心相对，双手掌同时翻转使掌心向前并向前推出两手掌，使手高度与胸差不多平齐，掌心向前，两掌的虎口相对，双眼看向左手，作饿虎扑食状。由掌收拳至腰部两侧，左脚向前迈出半步，右脚随之移动至左脚内踝处，重心放置于左腿上，右脚脚掌虚部点地，脚跟翘起，两腿屈膝，同时两掌变拳，两拳上移至于腰的两侧，拳心向上，双眼看向右前方。

向右操作时，与左式方向相反，如此左右反复练习。在练功中存想如猛虎下山觅食，出脚和收脚时要沉稳，推掌时要做到刚劲威猛但又不失弹性，寓柔于刚。

应用： 本节功法五行属水，与冬季相应，对应脏腑为肾，适用于气虚血瘀证、气滞血瘀证、余邪留恋证的带状疱疹后遗神经痛患者。

3 猿戏

预备式： 两脚跟靠拢并齐，两脚尖向外分开约 60 度，保持立正姿势，整体放松，保持平静的状态，两臂自然下垂，两眼平视前方。

视频 44

功法操作： 两腿屈膝，膝关节并拢，左脚向前轻轻地迈出呈左脚虚步，同时两手抬至腋前，左手沿平齐前胸高度向前探出，左臂快伸展至最长时，五指捏起成钩手状，手腕自然下垂。右脚向前轻轻地迈出，左脚随后收到右脚内踝处，虚步点地；同时右手沿平齐前胸高度向前如取物状探出，右臂快伸展至最长时，五指撮起成钩手状，左手同时收回左肋下。左脚向后退步，右脚随后收到左脚内踝处，作右脚虚部；同时左手沿平齐前胸高度向前探出，动作类似拿起面前的物品，左臂快伸展至最长时，手掌撮起成钩手状，右手同时收回至右肋下。

向右操作时，与左式方向相反，存想猿猴摘桃，轻盈灵巧，本节功法主要锻炼身体的灵巧度，练习时手脚动作要轻巧、敏捷，同时保持全身的协调性。

应用： 本节功法五行属火，与夏季相应，对应脏腑为心，具有运行气血的功效，能调节全身的神经系统，适用于气虚血瘀证、气滞血瘀证的带状疱疹后遗神经痛患者。

4 鹿戏

预备式：两脚跟靠拢并齐，两脚尖向外分开约 60 度，保持立正姿势，整体放松，保持平静的状态，两臂自然下垂，两眼平视前方。

视频 45

功法操作：右腿屈膝，身体后坐，重心放在右腿上，左腿往前伸，左腿微微屈膝，左脚虚踏（左脚放在地上但不用力）；左手往前伸出，左臂微微弯曲，左手的掌心向右，右手放置于左肘的内侧，右手的掌心向左。两臂在身前同时以腰椎为轴缓慢做逆时针方向旋转，带动整个躯干，左手画的圈比右手大些；同时需要注意腰胯部（腰部及其下方，大腿的上方）、尾骶部（尾骨和骶骨所在部位）的动作也是逆时针旋转。慢慢过渡到用腰胯部、尾骶部的旋转带动两臂的旋转。

向右操作时，与左式方向相反，存想麋鹿踏入草原，操作时要缓慢柔和，缓缓伸展至极处，须体现出鹿这种动物的柔顺和健美。

应用：本节功法五行属木，与春季相应，对应脏腑为肝，能起到舒展筋脉、通调督脉之功效适用于气滞血瘀证、气虚血瘀证的带状疱疹后遗神经痛患者。

5 鸟戏

预备式：两脚跟靠拢并齐，两脚尖向外分开约 60 度，保持立正姿势，整体放松，保持平静的状态，两臂自然下垂，两眼平视前方。

视频 46

功法操作：左脚向前迈进一步，右脚随之跟进半步，脚尖虚点地；同时两臂缓慢从身前抬起，双手掌心向上，做前平举。与肩水平时两臂向左右侧方直臂展开并翻掌向下，随之深吸气。右脚前进与左脚相并，呈立正姿势。两臂自侧方下落；同时并腿下蹲，两臂抱膝，在膝后臀下相交，掌心向上，随之深呼气。缓缓站起，右脚向前迈开一步，左右交换。

向右操作时，与左式方向相反，本节主要模仿鸟类飞翔动作，存想身如大鹏，展翅翱翔万里，身心舒展。故手臂运动时，用肩背的力量带动大臂，以此表现出鸟类振翅凌云之势。

本节功法五行属金，与秋季相应，对应脏腑为肺，本节功法能升清降浊、调节心肺，适用于气滞血瘀证、余邪留恋证的带状疱疹后遗神经痛的患者。

003

六字诀

六字诀是以呼气吐字为核心，根据阴阳五行理论，与四时（春、夏、秋、冬）、五脏（肝、心、脾、肺、肾）、五音（角、徵、宫、伤、羽）相配的养生吐纳法，通过吸入天地清气，吐出脏腑浊气，从而起到祛瘀行滞、延年却病的功效。六字名吹、呼、嘻、呵、嘘、呬。您可根据患病的不同季节及中医辨证，选用相应的式式。

预备式：两脚分开与肩同宽，目视前方，沉肩坠肘，双臂自然下垂，两膝微微弯曲。全身放松，平稳呼吸，内视小腹，保持此状态，待气血和顺之时即可开始练功。每变化一个字都要从预备式重新开始。

1 嘘字诀

嘘（字音 xū），为牙音。两唇微微关闭，两嘴角要有向两边拉伸的感觉，舌尖向前，向里微卷，同时舌两边向中间微卷，从牙齿缝隙间向外吐气。

吸气时放松自然，呼气时足大趾轻轻点地；双手由腰间起手，背相对向上提，像鸟展开翅膀的动作，保持手心向上向左右展开。两臂上升时开始呼气并随之念出"嘘"字。两眼随着呼气睁大。呼气过程结束后，放松身体恢复自然呼吸，弯曲两臂，双手从身体前方慢慢落下，收回身体两侧。如此动作做6次为1遍，然后调整呼吸，恢复预备式。

嘘字诀属木，对应脏腑为肝。肝主疏泄，调畅情志，适用于气滞血瘀证、气虚血瘀证等气机疏泄出现问题的带状疱疹后遗神经痛患者，肝主目，眼带状疱疹的患者，也可练习此式。嘘字诀对应季节为春，在春天练习此功法也有助于带状疱疹后遗神经痛的恢复。

2 呵字诀

呵（字音 hē），为舌音。口半张，舌尖抵下腭，腮稍用力后拉，舌边靠下牙齿。发声吐气时，舌体上拱，舌边轻贴上槽牙，气从舌与上腭之间缓缓呼出体外。

吸气时放松自然，呼气念"呵"字，足大趾轻轻点地；两手掌心向里，自冲门穴（在腹股沟外侧，距耻骨联合上缘中点 3.5 寸，当髂外动脉搏动处的外侧。）处起，循脾经（脾经在腹部即与乳头一条线上，至胸则向外移开两寸）上提，至胸部膻中穴（两乳头之间）处，向外翻掌，掌心向上上托至眼部，呼气尽；吸气时，向内翻转手心向面，经面前、胸腹前，缓缓下落，垂于体侧。如此动作做 6 次为 1 遍，然后调整呼吸，恢复预备式。

呵字诀属火，对应脏腑为心。心主血脉，主神明，认为适用于所有证型的带状疱疹后遗神经痛患者，特别是疼痛对于患者的情绪及睡眠影响较为明显者以及热偏重的患者。呵字诀对应季节为夏，夏季练习此法可以改善带状疱疹后遗神经痛的症状。

3 呼字诀

呼（字音 hū），为喉音。撮口如管状，唇圆似筒，舌放平向上微卷，用力前伸，口唇撮圆，气从喉出后，在口腔中形成一股中间气流，经口唇呼出体外。

呼气时念"呼"字，足大趾轻轻点地；两手由小腹处起，向上移动，至章门穴（在腋前线，第一浮肋前端，即屈肘时肘尖正对的地方）上翻转手心向上，左手外旋上托至头顶，同时右手内旋下按至小腹处；吸气时，左臂内旋变为掌心向里，从面前下落，同时右臂回旋变掌心向里上穿，两手在胸前相叠，左手在外右手在内，两手内旋下按至腹前自然下垂于体侧。休息片刻，再以同样要领右手上托、左手下按做第 2 次呼字功。如此左右手交替共做 6 次为 1 遍，然后调整呼吸，恢复预备式。

呼字诀属土，对应脏腑为脾，脾主运化，脾主统血，脾主肌肉。本法尤其适用于气虚血瘀证及老年肌肉无力的带状疱疹后遗神经痛患者。

4 吹字诀

吹（读炊，字音 chuī），为唇音。嘴微微张开，两嘴角微微向后拉伸，舌微上翘并微向后收，上下牙齿相互对齐，气息从舌两边以及舌下流过，从两唇间缝隙缓缓呼出体外。

吸气自然，呼气时读"吹"字，同时两臂从体侧抬起，两手平齐腰、臀高度向前画弧线，两臂环抱，两手指尖相对；然后，身体下蹲，两臂放下，气呼完的同时双手放在膝盖上，在呼气念字的同时注意足趾尽量抓稳地面，足心与地面之间留出一定空间，这样可以使得肾经的经脉之气从足心起向上升。下蹲时上身挺直，下蹲到自己感觉不能再提肛为止。呼气结束以后，跟着吸气慢慢站起，两臂放松置于身体两侧。共做 6 次，调整呼吸，恢复预备式。吹字诀对于腰腿无力或冷痛、目涩健忘、潮热盗汗、头晕耳鸣、男子遗精或阳痿早泄、女子梦交或子宫虚寒、牙动摇、发脱落，有较好的疗效。

吹字诀属肾，对应脏腑为肾，肾主纳气，适用于气虚血瘀证或者伴有肾虚证或老年素体虚弱的带状疱疹后遗神经痛患者。吹字诀对应季节为冬，冬季练习此法可以改善带状疱疹后遗神经痛的症状。

5 喜字诀

嘻（字音 xī），为牙音（即舌根音）。两唇微打开稍往内收，上下唇相对但不闭合，舌微伸而有缩意，舌尖向下，呼气时舌尖轻抵下齿，嘴角略后引并上翘，槽牙上下轻轻咬合，使气从槽牙边的空隙中经过，呼出体外。有嬉笑自得之貌、怡然自得之心。

呼气时念"嘻"字，足第四、五趾点地，随即放开；两手如捧物状由体侧耻骨处抬起，手心朝上，指尖相对，上提，过腹至两乳处，然后翻转手心向外，并向头部托举，两手心转向上，指尖相对。吸气时，两臂内旋，两手五指分开由头部循胆经（即头的两侧）路线而下，拇指经过风池（即胸锁乳突肌与斜方肌上端之间的凹陷处），其余四指过侧面部，两手再经过身体两侧缓缓下落，自然垂于体侧，以意送至足四趾端。然后，双手重叠，置于下丹田处（即肚脐以下、会阴以上小腹的位置），稍事休息。再重复，共做 6 次，调整呼吸，恢复预备式。

嘻字诀对应脏腑为三焦，三焦可通行元气、运化水液，适用于带状疱疹后遗神经痛气滞血瘀证的以气机不利为主或伴有水液代谢障碍的患者。

6 呬字诀

呬（读西，字音 xī），为齿音。两嘴唇微微向后收，上下齿相对，留有一定缝隙，舌尖轻轻抵住下齿，气从齿间呼出体外。

呼气念呬字，两手从小腹前抬起，逐渐转掌心向上，至两乳处两臂外旋，翻转手心向外成立掌，指尖与喉平，然后左右展臂宽胸推掌如鸟张翼。呼气尽，随吸气之势两臂自然下落垂于体侧，共做 6 次，调整呼吸，恢复预备式。

呬字诀属金，对应脏腑为肺，肺主气，司呼吸，适用于气滞血瘀证、气虚血瘀证带状疱疹后遗神经痛患者。呬字诀对应季节为秋，秋季练习此法可以改善带状疱疹后遗神经痛的症状。

建议咨询您所就诊的中医医生，使其根据您疾病的辨证证型选择合适的字诀。

❓ 004

五行掌

　　五行掌是从五台山传下来的养生祛病功法，依据中医五行学说身、息、心三调并用的养生祛病功法。包括推、拓、扑、捏、摸五种功法。您可根据带状疱疹后遗神经痛的证型及四季养生选取相应功法进行练习。

◎ 起式

　　自然站立，面向东方，双臂下垂，脚跟并拢。双手掌心向上，沿身体两侧向上平举，过头顶高度时，屈肘卷臂，双手中指指尖在头顶相接。随后双手沿着身体前正中线缓缓下落至小腹，双掌分开，落于身体两侧，恢复站立。

视频 47

1 推法

　　调身：接预备姿势，自然站立，面向东方，双足打开与肩同宽，两臂下垂，掌心于如托物状。

视频 48

　　❶ 双手如托重物状，缓慢上提至平齐肩膀高度，左脚随之向上提起，保持左脚尖点地。两肩自然放松，不要耸起，胸口微含。❷ 翻转手掌，将平掌立起转为立掌，掌心向前，指尖向上，同时左脚向左前方 45 度方向，保持前脚掌擦地向前迈出大半步。此时为掌、腕立起，双肘微微弯曲，

上臂与肩保持水平的状态。❸ 双手保持直立状态向左前方推出，随着双手前推，左膝关节缓慢弯曲呈弓步，右腿伸直。❹ 双掌内翻，双臂自然下垂，臀部下坐，勾左脚尖。❺ 左侧动作连续做 5 次后，转向右侧连续做 5 次。

调息： 动作 ❶ 和 ❷ 以鼻缓缓吸气；动作 ❸ 口唇微微张开呼气；动作 ❹ 不呼不吸或自然呼吸。

调心： 吸气时，存想清气从两侧足大趾沿腿内侧的足厥阴肝经上至两侧胁肋部；呼气时，存想浊气排出，清气由两侧胁肋沿大腿内侧降至足大趾。

推法属木，行气肝经，春天宜练，适用于气滞血瘀证或肝郁气滞证的带状疱疹后遗神经痛患者，此式可调理肝气、疏利气机。

2 拓法

调身： 自然站立，面向南方，双足打开与肩同宽，两臂下垂，掌心于如托物状。

❶~❸ 同推法。❹ 双手立掌自左向右平移；双腿由弓步变马步，双足平行，重心缓缓移到两腿中间。❺ 双掌内翻，掌心向上，双手向下回落至小腹前；双腿同时弯曲下蹲，上身挺直。❻ 左侧动作连续做 5 次后，转向右侧连续做 5 次。

视频 49

调息： 动作 ❶ 吸气；动作 ❷~❹ 呼气；动作 ❺ 屏息。

调心： 吸气时，存想清气从手少阴心经从两小指内侧沿上肢沿上肢内侧后缘上行至胸中；呼气时，存想浊气排出，清气从胸中散至两小指内侧。

拓法属火，行气心经，夏天宜练，面向南方。适用于所有证型的带状疱疹后遗神经痛患者，特别是疼痛对于患者的情绪及睡眠影响较为明显者。

3 云法

调身：自然站立，面朝南方，双足打开与肩同宽，两臂下垂，掌心于如托物状。

❶ 左手掌心向上，四指并拢伸直，拇指张开，缓缓提至高度与肩膀平齐，重心移到右脚上，左膝同步上提至大腿水平且与上身成 90 度；左脚尖下指地面，左脚踝靠右腿膝。❷ 左掌及前臂继续上提，至掌心与眼睛高度齐平时向外翻，带动前臂以左肘为圆心外展画圆至与肩平，左膝、足姿势不变。❸ 左掌及前臂继续画圆向下，降至小腹时翻掌掌心向上，叠于右手下，左脚随左手下落，重心移到两腿之间。❹ 做完 1 次左侧动作后，做 1 次右侧动作，左右交替进行，各做 5 次。

调息：动作时以 ❶ 鼻缓缓吸气；动作 ❷ 和 ❸ 时口唇微微张开，缓缓呼气。

调心：呼气时，存想清气沿足太阴脾经从足大趾内侧沿大腿内侧上升至腹部；呼气时，存想浊气排出，清气从腹部下降至足大趾内侧。

云法属土，行气脾经，长夏（即立秋起至秋分时段）宜练，面朝向南方，适用于气虚血瘀证或夹杂有脾胃气虚证的带状疱疹后遗神经痛患者，此法可健脾益气。

4 捏法

调身：自然站立，面朝西方，双足打开与肩

视频 50

视频 51

同宽，两臂下垂，掌心于如托物状。

❶ 左手掌心向上，五指伸直并拢如捏物状，左臂向左前方平伸；左腿向左前方45度迈出一大步，作左弓步，右箭步姿态；随后右臂抬起，屈肘，使肩、肘、腕关节在同一高度，同时右手掌心向下如捏物状，此时两肩保持持平，两臂弯曲。两手经过胸前时同时翻掌。❷ 左腿伸直，右腿屈膝，臀部下坐，勾起左脚尖，上身姿势保持不变。❸ 转动腰部，收回左手伸出右手，左右手相遇时变为左手朝下捏在一起，右手朝上捏在一起。❹ 左侧动作连续做5次后，转向右侧连续做5次。

调息： 动作 ❶ 和 ❷ 时以鼻缓缓吸气；动作 ❸ 时口唇微微张开，缓缓呼气。

调心： 吸气时，存想清气沿手太阴肺经从拇指经手臂内侧前缘进入肺中；呼气时，存想浊气从口鼻、皮毛而出，清气从肺中进入拇指。

捏法属金，行气肺经，秋天宜练，面向西方。该式可疏利气机，尤其适用于气滞血瘀证的带状疱疹后遗神经痛患者。

5 摸法

调身： 自然站立，面朝北方，双足打开与肩同宽，两臂下垂，掌心于如托物状。

视频 52

❶ 左足向左前方45度迈一小步，呈左弓右箭步，双手水平下按于小腹前下方，双掌靠拢但不接触，掌心向下，指尖伸向正前方。❷ 撤腰勾左足尖，转体向右，双掌向右后方画圆，完成1/4。❸ 转腰撤手坐臀，继续画圆，如磨盘运动，双掌运行至接近左大腿外侧，完成画圆的1/2。❹ 还原左弓步，双掌向左前方画圆完成3/4。❺ 身体右转，双掌继

续画圆至完成。❻ 左侧动作连续做 5 次后，转向右侧连续做 5 次。

调息：动作 ❶ 和 ❷ 以鼻缓缓吸气，即画前半个圆时为吸气；动作 ❸ 和 ❹ 口唇微张呼气，即画后半个圆时为呼气。

调心：吸气时，存想清气沿足少阴肾经从足心沿大腿内侧后缘上升到腰部两肾；呼气时，存想浊气排除，清气从两肾降至足心。

摸法属水，行气肾经，冬天宜练，面向北方。该式可补气益肾，较适用于气虚血瘀证的带状疱疹后遗神经痛患者。

◎ 收势

调身：自然站立，面向东方，双足打开与肩同宽，两臂下垂，掌心于如托物状。

视频 53

❶ 两臂沿身体两侧缓缓抬起至肩关节高度，两掌内合，两中指指尖相接。❷ 两掌沿前正中线缓缓下落至肚脐高度，两中指分开，两手掌落至身体两侧。❸ 重复操作 4 次后，第 5 次操作后双手下落至与两乳平齐处，双手合十，稍停片刻后回落体侧。

调息：动作 ❶ 以鼻缓缓吸气；动作 ❷ 口唇微张呼气；动作 ❸ 双手合十静立时做 5 各均匀的深呼吸。

调心：吸气时存想清气沿督脉身体后正中线上升到丹田；呼气时，存想清气沿任脉，身体前正中线下降至丹田。

具体采用哪些体式，请咨询您所就诊的中医医生，使其根据辨证后您的证型脏腑病位选择合适的体式。

? 005

保健功

保健功是根据传统导引法整理编写而成，以"自摩自捏"为法，具有保健作用的功法。保健功共有十六节，可以通行气血、舒筋活络，以下选取了对带状疱疹后遗神经痛有治疗缓解作用的术势进行详细介绍，您可以通过自己的疼痛部位选取相应的保健功。

1 目功

闭上眼睛，用两手大拇指的指关节沿着两眉从内向外轻轻擦拭 9~18 次，再同样轻擦上下眼皮 9~18 次。两手互相搓热，借助手心的热量敷贴眼球 3 次。然后双眼轻轻闭上，眼球顺时针、逆时针方向缓慢旋转各 9~18 次，避免出现眩晕感。两手互相搓热，借助手心的热量敷贴眼球 3 次，轻轻睁开双眼，最后从近到远眺望景物。

该式可疏通目络、行气活血，适用于所有证型，尤其是眼部带状疱疹后遗神经痛的患者。

2 擦面

将两手掌互相搓热，从额头经鼻侧向下擦到下颌，再由下颌反向上至前额，如此反复进行，共 18~36 次。注意手法要均匀轻柔和缓，避免擦破皮肤。若患处皮肤疼痛较重，可选择患处周围皮肤作为施术部位。

此法可以改善面部血液循环，手足阳明经循于面，此法可疏通阳明经气血，对于一些面部的带状疱疹后遗神经痛具有缓解作用，但不适宜在带状疱疹急性期使用。

3 耳功

将两手掌互相搓热，用搓热的两手心搓揉耳郭 9~18 次；两手交替经头顶拉扯对侧耳郭上部 9~18 次；双手稍用力压住两耳堵塞耳道，然后突然放开，如此按放反复 9 次；两手掌堵住耳道，手指置于后脑枕部，食指稍稍用力按压中指并顺势滑下弹击后脑枕部 24 次，可听到"咚咚"的声响，古称鸣天鼓。

耳朵上有全身脏器组织的功能对应点，起到调节全身脏腑经络、改善脏腑器官功能的作用。鸣天鼓能调节中枢神经，对于 Ramsay-hunt 综合征患者，恢复效果良好。

4 项功

双手十指交叉环抱住后脑，然后双手与后颈部同时向相反方向用力做出前俯后仰的动作 3~9 次；再用前臂的运动带动双手，两手掌根部为接触点，撞击项部 3~9 次。以双手的大小鱼际交替揉按风池穴（风池穴位于后颈部，两条大筋外缘凹陷中，与耳垂高度平齐），顺、逆时针各 9~18 次。

本式具有振奋阳气、畅达气血的作用，可大大改善局部血液循环，适用于所有证型的带状疱疹后遗神经痛患者，尤其是疼痛部位位于颈项部和头面部的患者。

5 夹脊

两手轻握拳，上肢弯曲，肘关节呈 90 度，两腋略收，由背部脊柱两侧发力配合胸部与守部带动肩部摆动，前后交替摆动各 18 次。

本式可疏利气机、舒筋活络，疏通十二经脉及任、督脉的经气，适用于各种证型的腰背部带状疱疹后遗神经痛，尤其适用于气滞血瘀证的带状疱疹后遗神经痛患者。

6 搓腰

将两手互相搓热，捂于双侧肾俞穴（即第二腰椎棘突旁开 1.5 寸处）上，再以命门穴（即位于第二、三腰椎棘突间）和肾俞穴为中心搓腰，上下搓 18 次，左右搓 18 次。

本式可壮腰健肾，适用于气虚血瘀证或合并男科、妇科、泌尿系疾病的带状疱疹后遗神经痛患者。

7 和带脉

自然盘坐，双手轻轻握拳，上半身左俯前倾，随后慢慢右转后仰，旋转 18 周；再上半身右俯前倾，慢慢左转后仰，旋转 18 周。配合呼吸可俯时呼气，仰时吸气。

本式可调畅气血、调和带脉，使腰部、胸腹、腹腔内脏器都能得到锻炼，对于胸腹部带状疱疹后遗神经痛以及合并糖尿病、高血压等代谢性疾病的带状疱疹后遗神经痛患者具有较好的康复效果。

8 擦涌泉

左手食指稍用力擦右足心处涌泉穴 100 次，令脚掌发热；再用右手食指擦左足心 100 次。

本式有交通心肾、引气血下行的作用，适用于气虚血瘀证、气滞血瘀证带状疱疹后遗神经痛，或合并有眩晕、高血压等慢性疾病的带状疱疹后遗神经痛的患者。

此功法较易行，请咨询您就诊的中医医生，使其根据辨证后的证型、脏腑病位选择合适的体式，或根据您疼痛的部位选择相应体式。

参考文献

［1］陈杨，蒲勋，肖智，等．带状疱疹及带状疱疹后神经痛病人受累神经分布特点［J］．中国疼痛医学杂志，2022，28（4）：295-298．

［2］Decroix J, Partsch H, Gonzalez R, et al. Factors influencing pain outcome in herpes zoster：an observational study with valaciclovir [J]. Journal of the European Academy of Dermatology and Venereology, 2000, 14（1）：23-33.

［3］刘云秋，刘晓强，阮艳琴．带状疱疹流行病学和疫苗接种意愿的研究进展［J］．预防医学论坛，2024，30（8）：636-640．

［4］李三林．带状疱疹患者发生后遗神经痛的相关因素研究［J］．医学信息，2024，37（8）：114-117．

［5］万小凤，彭勋超，唐成林，等．针灸治疗带状疱疹及后遗神经痛研究概况［J］．实用中医药杂志，2021，37（2）：336-339．

［6］雷玉婷，王和生，刘兰英．灸法治疗带状疱疹后遗神经痛的研究概况［J］．中医药导报，2016，22（2）：114-116．

［7］刘志红．耳穴疗法在皮肤病中的应用概况［J］．中医药导报，2018，24（12）：101-103+109．

［8］蔡峻．穴位按摩对带状疱疹后遗神经痛的疗效观察［J］．医学信息（上旬刊），2011，24（8）：4934-4935．

［9］沈意娜，许丽媛．带状疱疹后神经痛护理文献研究进展［J］．中国疼痛医学杂志，2022，28（1）：60-64．

［10］杨静燃，董倩，秦元梅．中药代茶饮在临床常见疾病中的应用研究进展［J］．智慧健康，2021，7（16）：51-54．

［11］郭诗韵，邱文慧，冼建春．禤国维运用中医食疗治疗皮肤病经验介绍［J］．中国民间疗法，2017，25（11）：13-14．

［12］于生元，万有，万琪，等. 带状疱疹后神经痛诊疗中国专家共识［J］. 中国疼痛医学杂志，2016，22（3）：161-167.

［13］伍小敏，于泳健，蔡放，等. 带状疱疹后遗神经痛的发病相关因素分析［J］. 中华全科医学，2016，14（3）：352-354.

［14］张钢花，王玉明，陈姗姗，等. 中医综合疗法治疗老年带状疱疹后遗神经痛临床观察［J］. 光明中医，2018，33（17）：2481-2483.

［15］张玉萍，徐文阁. 对带状疱疹传染性的认识［J］. 中华医院感染学杂志，2009，19（17）：2281.

［16］李娟，索罗丹，赵丹，等. 带状疱疹的流行病学研究进展［J］. 现代预防医学，2014，41（5）：781-784.

［17］高地. 带状疱疹后神经痛及其防治［J］. 国外医学. 皮肤性病学分册，2002（3）：182-184.

［18］中国医师协会皮肤科医师分会带状疱疹专家共识工作组. 带状疱疹中国专家共识［J］. 中华皮肤科杂志，2018，51（6）：403-408.

［19］周冬梅，陈维文. 蛇串疮中医诊疗指南（2014年修订版）［J］. 中医杂志，2015，56（13）：1163-1168.

［20］中国医疗保健国际交流促进会皮肤科分会，中华医学会皮肤性病学分会老年性皮肤病研究中心. 带状疱疹疫苗预防接种专家共识［J］. 中华医学杂志，2022，102（8）：538-543.

［21］周淑新，陈胜乐. 带状疱疹和带状疱疹后神经痛：预防与管理［J］. 中国全科医学，2011，14（25）：2900-2903.

［22］林志淼，杨勇，李若瑜. 带状疱疹及后遗神经痛［J］. 临床皮肤科杂志，2010，39（6）：393-395.

［23］北京市疾病预防控制中心. 北京市水痘疫苗使用技术指南［J］. 中华预防医学杂志，2013，47（1）：67-69.

［24］赵辨. 中国临床皮肤病学［M］. 江苏凤凰科学技术出版社，2017，6.

［25］陆谛，薛朝霞，余欢，等. 难治性带状疱疹后神经痛危险因素分析［J］. 安徽医药，2021，25（8）：1596-1600.

［26］陈扬. 疱疹后遗神经痛发病机理与治疗的研究进展［J］. 国外医学. 皮肤性病学分册，2002（1）：49-51.

［27］于生元，万有，万琪，等. 带状疱疹后神经痛诊疗中国专家共识［J］. 中国疼痛医学杂志，2016，22（3）：161-167.

［28］陈佳，陈洪沛，王静华. 针灸治疗带状疱疹后遗神经痛的临床思路［J］. 针灸临床杂志，2009，25（8）：54-56.

［29］王建胜，陈春有. 针刺治疗带状疱疹临床研究进展［J］. 陕西中医，2013，34（8）：1099-1101.

［30］王雷，周清辰，田鸿芳，等. 基于带状疱疹后遗神经痛病症特点的针灸取穴、施术规律探析［J］. 中国针灸，2017，37（4）：429-431.

［31］王晓丽，张跃营，邱曙光，等. 通络止痛方联合叩刺拔罐法治疗老年带状疱疹后遗神经痛60例［J］. 中国实验方剂学杂志，2014，20（07）：212-215.

［32］姜开洋，董莉丽. 瓜蒌全蝎汤联合火针治疗老年带状疱疹后神经痛的疗效评价［J］. 重庆医学，2017，46（31）：4411-4413.

［33］张爱萍，杨仕明. 耳带状疱疹综合征的临床诊断和治疗［J］. 中华耳科学杂志，2012，10（4）：442-444.

［34］王家双. 带状疱疹后神经痛临床诊疗中国多学科专家共识解读［J］. 实用疼痛学杂志，2016，12（2）：4.

［35］梁豪文，熊东林，肖礼祖，等. 带状疱疹后遗神经痛风险因素的研究［J］. 中国疼痛医学杂志，2012，18（5）：287-289.

［36］石强，陈新，车德亚，等．中西医结合治疗带状疱疹后遗神经痛研究进展［J］．按摩与康复医学，2020，11（10）：2．

［37］王家双，陈军．老年人顽固性带状疱疹后神经痛规范化临床诊疗［J］．中华老年医学杂志，2014，33（8）：845-848．

［38］带状疱疹后神经痛诊疗共识编写专家组．带状疱疹后神经痛诊疗中国专家共识［J］．中国疼痛医学杂志，2016，022（3）：161-167．

［39］卢欣欣，于兰贞，魏代艳．疼痛评估现状及新进展［J］．中国实用护理杂志，2006（29）：57-58．

［40］周淼，李祥．带状疱疹后遗神经痛的药物治疗及预防研究进展［J］．中国中西医结合皮肤性病学杂志，2020，19（5）：5．

［41］杨邦祥，王泉云．重视疼痛治疗，促进患者康复，提高生命质量［J］．四川医学，2004，（9）：1042-1045．

［42］谭惠英，杨巧红，李耀霞．带状疱疹后神经痛患者疼痛护理研究进展［J］．上海护理，2022，22（3）：66-69．

［43］沈意娜，许丽媛．带状疱疹后神经痛护理文献研究进展［J］．中国疼痛医学杂志，2022，28（1）：60-64．

［44］殷明燕，张冬梅．护理干预在带状疱疹后神经痛患者治疗中效果分析［J］．皮肤病与性病，2020，42（2）：278-279．

［45］何素群，熊会林，杨月彩，等．综合护理干预应用于带状疱疹后遗神经痛患者中的效果及满意度分析［J］．皮肤病与性病，2017，39（3）：218-219．

［46］王珊珊，刘勇．早期疼痛和心理因素变化与带状疱疹后神经痛风险的相关性［J］．蚌埠医学院学报，2021，46（12）：1673-1676．

［47］贾婷婷，王鹏雨，赵艳霞，等．从中医理论探讨带状疱疹后遗神经痛的危险因素［J］．中国中西医结合皮肤性病学杂志，2020，19（2）：126-130．

[48] 吴夏波. 心理干预对带状疱疹后神经痛的影响研究 [J]. 医疗装备, 2015, 28 (12): 118-119.

[49] 杨琴. 自拟中药方联合甲钴胺片治疗带状疱疹后遗神经痛临床疗效观察 [J]. 实用中西医结合临床, 2009, 9 (2): 57-58.

[50] 孙建宁.《药理学》[M]. 北京: 中国中医药出版社, 2016.

[51] 魏志擎. 腋下注射转移因子对预防带状疱疹后遗神经痛的临床观察与护理 [J]. 内蒙古中医药, 2017, 36 (4): 180.

[52] 王宇, 贺达, 沈玉杰. 血府逐瘀胶囊联合干扰素治疗带状疱疹后遗神经痛的临床研究 [J]. 现代药物与临床, 2019, 34 (5): 1364-1367.

[53] 国家体育总局健身气功管理中心. 健身气功二百问 [M]. 北京: 人民体育出版社, 2007.

[54] 王宾, 秦海龙, 王恩龙, 等. 中医养生功法五禽戏的文化生成与当代价值 [J]. 中医药管理杂志, 2023, 31 (5): 236-238.

[55] 曹青青, 艾冬梅, 朱钱, 等. "六字诀" 及其应用 [J]. 河南中医, 2018, 38 (6): 968-972.